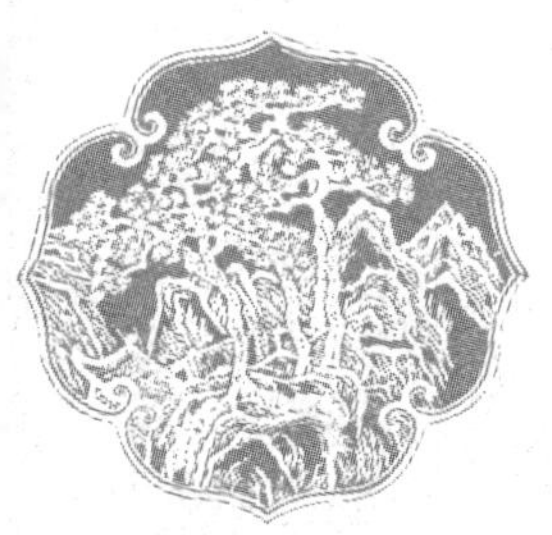

中国民间医学丛书

中国民间草药方

刘光瑞　刘少林　编著

四川科学技术出版社

图书在版编目（CIP）数据

中国民间草药方/刘光瑞等编著. –1版. —成都：四川科学技术出版社，2008.1（2024.6重印）
（中国民间医学丛书）
ISBN 978-7-5364-6285-4

Ⅰ. 中… Ⅱ. 刘… Ⅲ. 方书–中国
Ⅳ. R289.2

中国版本图书馆CIP数据核字(2007)第097954号

中国民间医学丛书
中国民间草药方
ZHONGGUO MINJIAN CAOYAOFANG

编　　著　刘光瑞　刘少林

出 品 人　程佳月
责任编辑　李迎军　李　栎
助理编辑　王天芳
封面设计　李　庆
责任出版　欧晓春
出版发行　四川科学技术出版社
成都市锦江区三色路238号　邮政编码 610023
官方微博 http://weibo.com/sckjcbs
官方微信公众号 sckjcbs
传真 028-86361756
成品尺寸　146 mm × 210 mm
印　　张　7.25　字数　170　千
印　　刷　成都蜀通印务有限责任公司
版　　次　2008年1月第 1 版
印　　次　2024年6月第 9 次印刷
定　　价　78.00元

ISBN 978-7-5364-6285-4

邮　　购：成都市锦江区三色路238号新华之星A座25层　邮政编码：610023
电　　话：028-86361770

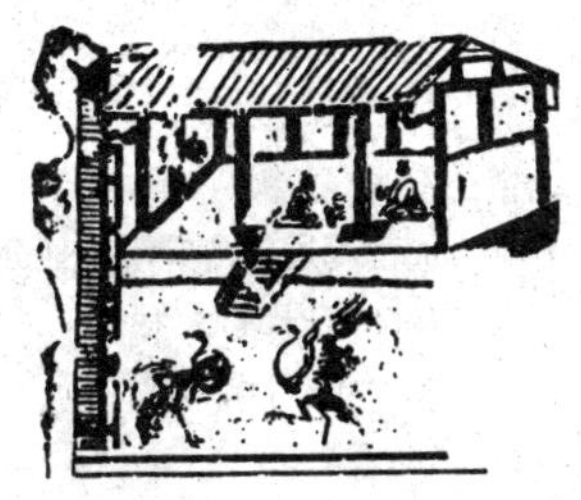

继承中國醫学傳统
發揚民间医術特色
祝賀刘少林刘光瑞
賢父子著中國民间
医学丛書出版成功
一九九一年十一月
李克光

原四川省中医药研究院院长　李克光题词

吕 序

重庆刘少林先生是著名的民间医生,行医数十年,与其子刘光瑞先生在实践中积累了丰富的临床经验,收集了大量的流传于民间的单方草药,以及民间各种治病手法的一技之长。这些方药和技术,都是有价值的经验,只要掌握得当,对症下药、对症施术,即可获得奇效。有些小方也能治大病。刘少林先生编著的《中国民间草药方》、《中国民间刺血术》、《中国民间推拿术》、《中国民间敷药疗法》、《中国民间小单方》等书问世后,定能获得读者的赞赏。

我国医药学的历史悠久,扎根在民间,因此,几千年来流传于民间,未被刊行传世。由于社会与历史的原因,不知多少民间特效良方良药和独特的施术方法失传了,这是一个重大的损失。现在尚存于民间的医学应多方发掘,使之传之于世,造福人民。

原卫生部中医司司长、中国民间中医药研究开发协会副会长　**吕炳奎**

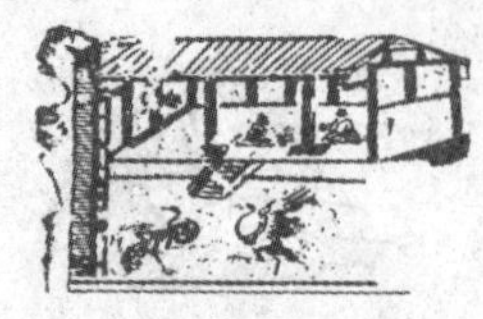

龚　序

人们用草药治病已有2000多年的历史,在不断探索和总结中,积累了丰富的临床经验,成为祖国医药学的重要组成部分,为促进人类健康做出了积极贡献。在现代医学高度发达的今天,因草药治疗某些常见病、多发病、杂证而体现出的"简、便、效、廉"等特点,深受广大百姓的欢迎。运用草药或单验方治病,贵在药证相符。常言道:"千方易学,一效难求",讲的就是对单验方的运用也要讲究辩证法,不能一概而论。在中医药理论指导下,恰如其分地使用草药或单验方,就能收到满意疗效;如果生搬硬套,不分青红皂白地盲目寄希望于一药一方,则可能贻误病机,造成不良后果。这是医者和患者都要引起注意的。

《中国民间医学丛书》中的《中国民间小单方》、《中国民间草药方》、《中国民间中草药》等书,共介绍草药单、验方万余种,针对农村中常见病的预防、治疗和康复,有较好的效果。作者长期从事民间草药的临床运用和研究,颇有心得体会。本丛书有一定的实用价值,值得基层医务人员参考、借鉴。这也是原著者的最初愿望和目的。

重庆市卫生局　副局长

重庆市基层卫生协会　会长　龚　智

2007年5月29日

罗 序

历经"神农氏尝百草"和千百年临床实践检验的中医药，不仅是中华民族优秀文化遗产的重要组成部分，也是人类医学宝库中的精华。在中医药成长、发展的历史长河中，源远流长的民间中草药，既为这一文化遗产的形成作出了重要贡献，也成了这一精华的重要组成部分。其中，扎根于民间、汲取民间中医药的丰富营养而成长，又踏遍千山万水探究中草药并结合临床实践而撰写《本草纲目》的李时珍，就是杰出的代表人物。《本草纲目》广泛记述和介绍了以草木类植物为主体的中草药，遍及其形态、生长、栽培、采集、炮制和性味、功能、疾病防治、配伍禁忌等方面的论述和评价，可谓集大成之作，至今仍在中医药研究和临床实践上发挥着巨大作用，在国内外产生着深远影响。

重庆中医少林堂名医刘光瑞君，出身中草医世家，自幼耳濡目染，深得家传衣钵，临床善于运用中草药及家传绝技诊治疾病，学验俱丰；诊余又喜广集博采历代民间效显功卓之中草药验方、单方，乐此不倦。今乃以其多年所验、所集，撰成《中国民间医学丛书》付梓，既光先人之遗志，又承古圣之伟业，实当代巴渝杏林之佳话也。

粗览《丛书》，搜罗广远、内容丰富，内外兼备、医药结合，纲目井然、简明适用，既是广大基层医生的良师益友，更是解决当

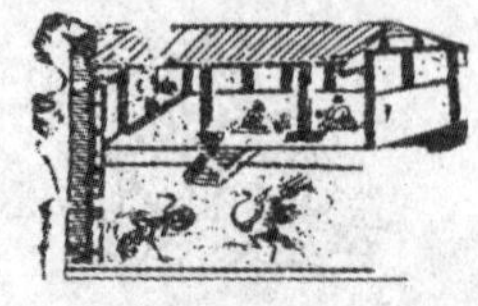

前农村缺医少药现状的救助指南，其于研究和发展中草医与中草药的临床应用价值及深远影响，实不可低估也！

《实用中医药杂志》常务主编、编审　罗荣汉
2007 年 5 月 20 日于重庆医科大学中医药学院

前 言

草药,是中医药学的重要组成部分,对保障人民健康和民族繁衍发挥着重要作用。自古以来,乡村医生和人民群众都喜欢用草药治病。草药,四处均有,四季可采,人人可用,具有简、便、验、省等优点。因此,运用草药防病治病有着广阔的发展前景。

民间运用草药治病,各有特色,各有专长。草药根、茎、叶、枝、花、果,处处均可选用,全身是宝;草药鲜、干、粉、汁、浆,样样均可入药。临床上,不仅可治疗一般疾病,而且可治疗各种疑难怪症。

《中国民间草药方》一书,是少林堂医生在长期临床实践基础上,搜集我国各地草医之精华,继承历代名医草药之良方编著而成。它是一本既可供家庭选用,又具有临床实用价值的草药方书。

本书适用于小伤小病及慢性病治疗时参考,若遇大病及急重症,需到医院救治,不可自行用药,以免贻误病情。

本书介绍了草药方近3000首,每方均有药物组成、用量及用法。本书的著述,力求药方简单,使一般初学者和爱好者易学易懂;使同道之人,临床选方,疗效显著。因草药之名,各地有异,各说不一,在配方中,药名尽可能用正名;无正名者,用具有代表性的药名,以利各地读者识别和应用。当然,本书可能有不足之处,望同道和读者指正。

刘光瑞　刘少林

重庆中医少林堂

重庆市神农中医药研究所

中国民间医药博物馆

重庆市渝中区枇杷山正街 101 号

电话:023－63528755

传真:023－63527067

邮编:400013

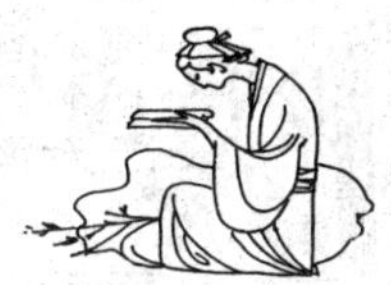

目 录

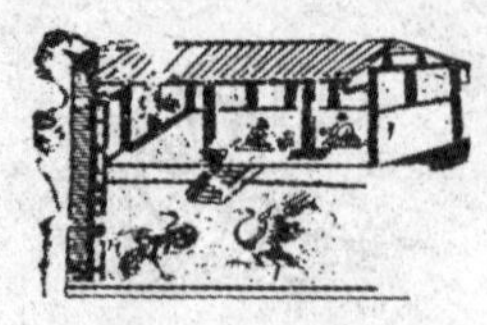

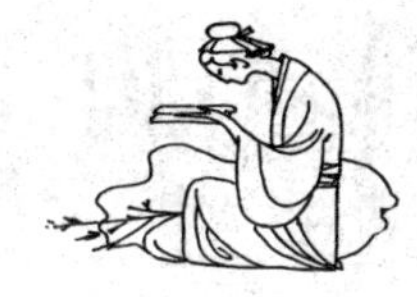

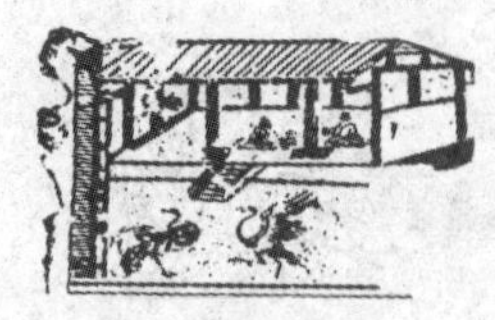

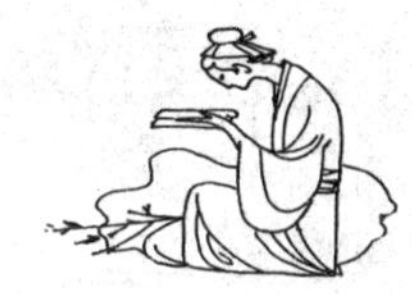

第一章　常见内科病症草药方

第一节　感　冒

感冒又称伤风，乃风邪乘人体御邪能力减弱之时，侵袭肺卫皮毛所致。患者有头痛、鼻塞、流涕、喷嚏、恶寒、发热等症状。临床上分风热感冒、风寒感冒、流行感冒等类型。

风热感冒多发于春季，受风邪、热邪侵扰形成。民间医生俗称热伤风，多因大热汗出后，受风邪侵袭而成。

风寒感冒多发于冬季前后，受风邪、寒邪侵扰形成。风寒束表，腠理闭塞，表现为身冷、四肢酸痛、身无汗，舌苔薄白等。

流行感冒多因风、寒、暑、热、湿等邪侵扰形成，春、夏、秋、冬各季节均可出现。发病迅速，患病者较多。草药医生认为，此病与气候突变有密切关系。

一、风热感冒草药方

［方 1］

菊花 12 克，桑叶 12 克，一枝黄花 12 克，甘草 2 克。

［用法］

用白开水煎服，每日 3 次。

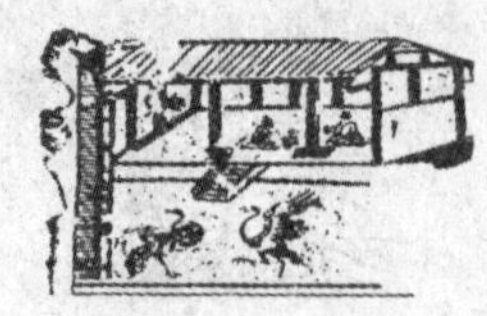

［方2］

一枝黄花30克，排风藤20克，筋骨草18克，竹叶菜12克。

［用法］

用白开水煎服，每日3次。

［方3］

夏枯草20克，金银花16克，野菊花20克，五匹风12克。

［用法］

用白开水煎服，每日数次。

［方4］

鱼腥草30克，伸筋草18克，狗尾草12克，虎杖12克。

［用法］

用白开水煎服，每日3次。

［方5］

蒲公英18克，马鞭草18克，泥鳅串18克，白刺12克。

［用法］

将药物煎后，趁热鼻嗅数次。

［方6］

葎草30克，鱼腥草20克，竹叶心12克，西瓜皮12克。

［用法］

将药物煎后当茶饮。

［方7］

穿心莲6克，桑叶6克，金果榄10克，萝卜叶12克。

［用法］

将药物煎后服用，每日3次。

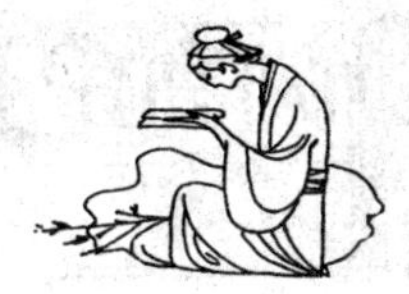

二、风寒感冒草药方

[方 1]

山腊梅枝叶 30 克,生姜 10 克,六月雪枝 30 克。

[用法]

将药物煎后加入红糖服,每日 3 次。

[方 2]

葱白 10 克,艾叶 12 克,金钱草 10 克,散寒草 20 克。

[用法]

将药物用白开水煎服,每日 3 次。

[方 3]

老鹳草 10 克,泥鳅串 18 克,地星宿 14 克,生姜 8 克。

[用法]

将药物煎服,每日数次。

[方 4]

苏叶 12 克,荆芥 12 克,苍耳子 6 克,桂枝 4 克。

[用法]

将药物研细末,调拌食盐,放入锅内炒热后,外熨太阳、大椎、劳宫、足心穴。

[方 5]

生姜 10 克,红糖 30 克,鹿衔草 20 克,黑风藤 20 克。

[用法]

将药物煎服,每日 3 次。

三、流行感冒草药方

[方 1]

葛根 12 克,大青叶 30 克,鱼腥草 30 克,绿豆 60 克。

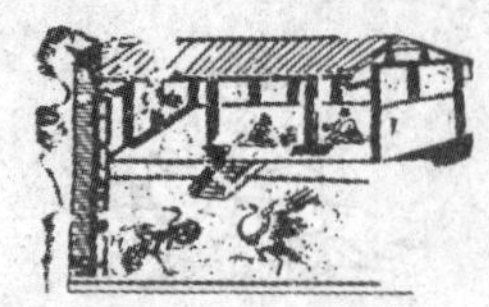

[用法]

将药物煎服,每日2次。

[方2]

贯众30克,薄荷6克,葎草50克,虎杖18克。

[用法]

将药物煎后,调拌蜂蜜,常饮用。

[方3]

薄荷8克,金钱草14克,火炭母12克,防风4克。

[用法]

将药物煎后,滴入姜汁服,每日数次。

[方4]

蒲公英30克,桑叶30克,水蜈蚣30克,鸭跖草30克。

[用法]

将药物煎服,每日3次。

[方5]

灯笼草30克,三椏苦30克,岗梅根30克,甘草3克。

[用法]

将药物煎后加蜂蜜服,每日2次。

[方6]

金银花30克,大青叶20克,鬼针草30克,葛根10克,荆芥6克,甘草3克。

[用法]

将药物研细末,加热后,用纱布包扎,外熨印堂、太阳穴及胸脊、手心、足心。

[方7]

板蓝根20克,金银花藤30克,大青叶20克,陈皮8克。

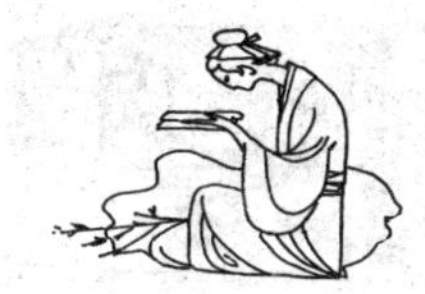

[用法]

将药物煎服,每日3次。

[方8]

大蒜2个,鲜竹叶20克,萝卜叶30克,荷叶10克。

[用法]

将药物捣汁,滴入鼻孔内,每日2次。

第二节 咳 嗽

咳嗽多因内伤七情,外合六淫所致。民间医生认为咳是无痰而有声,是肺气伤而不清;嗽是无声而有痰,是脾湿动而为痰。

外感咳嗽即风、寒、湿、暑、燥、热引起的咳嗽,根据不同的外邪所犯,其临床症状各有不同。

内伤咳嗽即五脏病变相互牵连引起咳嗽,或气血虚衰,食积热聚等造成。应根据各脏的虚实,分别进行辨证。

一、外感咳嗽草药方

[方1]

清明菜30克,肺经草20克,五匹风14克,菊花12克,枇杷叶10克,桑叶8克。

[用法]

将药物煎服,每日3次。

[方2]

兔耳风12克,虎耳草14克,野菊花14克,枇杷叶6克。

[用法]

将药物煎后,调拌蜂蜜冲服,每日3次。

[方3]

萝卜叶20克,地松12克,桑枝10克,棕根20克。

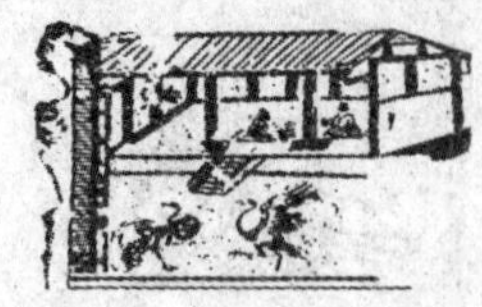

[用法]

将药物捣烂取汁，调拌芝麻油或蛋清，敷贴膻中、大椎、肺俞、曲池穴。

[方 4]

野地瓜藤 30 克，小血藤 20 克，茅根 10 克，毛青冈粉 3 克。

[用法]

将药物研细末，蒸蛋服，连服 20 日。

[方 5]

清明菜 30 克，蓝布正 30 克，棉花根 10 克，虎杖 20 克。

[用法]

将药物煎服，每日 2 次。

[方 6]

金果榄 20 克，淫羊藿 12 克，竹参 12 克，白木耳 12 克。

[用法]

将药物煎服，每日 3 次。

[方 7]

虎杖 20 克，枇杷叶 6 克，地胆草 12 克，桔梗 6 克，鲜梨2 个。

[用法]

在药物煎熬时，放入一定量红糖，然后去掉药渣，加入冰糖、猪油，用文火熬炼形成糖膏，每日少许冲服。

[方 8]

百部藤根 20 克，梨 2 个，生姜 3 克，萝卜子 12 克。

[用法]

将药物煎后，加入蜂蜜冲服，每日数次。

[方 9]

灯笼草 20 克，瓜蒌根 12 克，杏仁 8 克，乌梅 6 克。

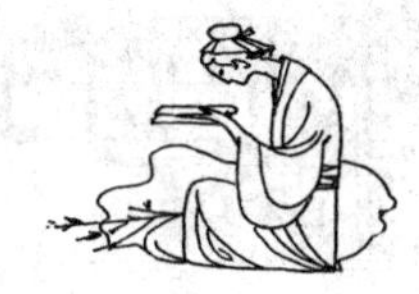

[用法]

将药物煎服,每日 3 次。

[方 10]

虎杖根 20 克,枸杞根 12 克,枇杷叶 20 克,车前草 8 克,艾叶 18 克,瓜蒌藤 20 克,生姜 10 克。

[用法]

将药物捣烂,加入食盐炒热,然后热熨胸、背、额头、足心等部位。

[方 11]

虎杖 30 克,鱼腥草 40 克,大青叶 20 克,瓜蒌仁 12 克。

[用法]

将药物煎服,每日 3 次。

[方 12]

鲜萝卜 80 克,麦芽糖 30 克,桑白皮 8 克,车前草 12 克,紫金牛 6 克。

[用法]

将药物煎后,加入蜂蜜冲服,每日数次。

二、内伤咳嗽草药方

[方 1]

金樱子 30 克,土人参 18 克,清明菜 30 克,蓝布正 30 克。

[用法]

将药物取汁后,蒸冰糖服,每日数次。

[方 2]

蜘蛛香 12 克,马兜铃 12 克,地苦胆 10 克,毛蜡烛根 12 克。

[用法]

将药物煎服,每日 3 次。

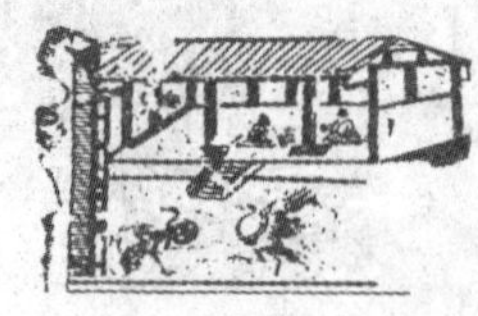

[方3]

兔耳风20克,淫羊藿30克,果上叶10克,紫苏梗8克,阎王刺6克。

[用法]

将药物煎后,调拌蜂蜜冲服,每日3次。

[方4]

乔头蒿12克,白果金梅12克,走游草30克,虎杖14克。

[用法]

将药物煎服,每日3次。

[方5]

麻黄根12克,青木香10克,鸡血藤12克,地杉桠12克,铁筷子根10克,葱白6克。

[用法]

将药物研细末,调拌凡士林,敷贴一定部位或穴位。

[方6]

枇杷叶12克,花椒树寄生8克,梨树寄生8克,果上叶12克,岩豇豆20克。

[用法]

将药物煎后,调拌蜂蜜冲服,每日3次。

[方7]

淫羊藿12克,岩飞蛾14克,朱砂莲10克,岩马桑10克,狗龙3克。

[用法]

将药物研细末,调拌面粉,敷贴胸及背心。

[方8]

鹿衔草30克,鱼腥草30克,五匹风12克,陈艾12克,生姜8克,红糖12克。

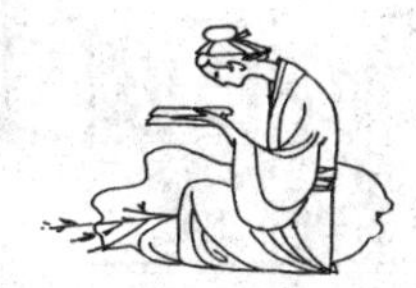

［用法］

将药物煎服，每日 2 次。红糖在煎熬中应后放入。

［方 9］

五香血藤 14 克，岩五加 12 克，淫羊藿 20 克，广香 6 克，青藤香 3 克，毛青冈 20 克，艾叶 12 克，葱白 14 克。

［用法］

将药物加食盐炒热，用纱布外包，熨烫一定部位或穴位。

［方 10］

苦金盆 10 克，金樱子根 30 克，一朵云 12 克，黄荆子 10 克。

［用法］

将药物煎后，加入蜂蜜冲服，每日 3 次。

［方 11］

韭菜根 30 克，白茄子秆 12 克，水冬瓜花 12 克，岩豇豆 12 克。

［用法］

将药物煎后加入姜汁或红糖冲服，每日 2 次。

［方 12］

毛化红 30 克，尖贝母 12 克，五味子 12 克，北细辛 3 克，陈皮 3 克，生姜 10 克。

［用法］

将药取汁或蒸后滤过药汁，药汁内加入冰糖冲服，每日数次。

［方 13］

丝瓜络 20 克，百部根 14 克，金樱根 12 克，南瓜藤 14 克。

［用法］

将药物煎后，加蜂蜜冲服，每日 3 次。

［方 14］

皂荚 1 枚，桂枝 60 克，红枣 20 克，生姜 30 克，甘草 6 克。

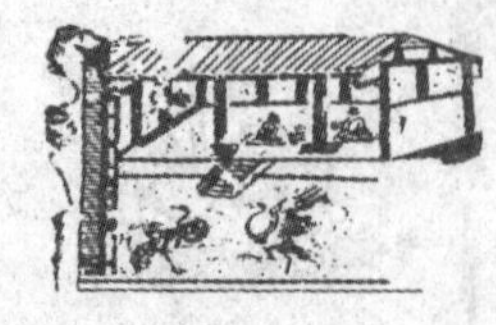

[用法]

将药物熬炼后,加入鲜梨或红糖,取渣制成膏状冲服,每日数次。

第三节　中　风

中风多因忧思恼怒、饮食不节、恣酒纵欲、劳累过度,以致人体阴阳失调,脏腑气偏,气血错乱所致。临床症见猝然昏仆、口眼歪斜、半身不遂等。民间医生在临床辨证施治中,按证候分为中经络和中脏腑两部分。

中经络:主要是因络脉空虚,风邪入里,或肝肾阴虚,风阳上扰,或痰热腑实,风痰上扰,见肌肤麻木、口眼歪斜、半身不遂等。

中脏腑:主要因阴阳闭证或气血虚脱所致。症见神志不清、口眼歪斜、吞咽困难、言语謇涩、周身麻木、半身不遂等。

一、中经络草药方

[方1]

鹅不食草30克,蓖麻子仁12克,牙皂6克,丝瓜络20克。

[用法]

将药物煎服,每日3次。

[方2]

石韦12克,羊奶奶根12克,钩藤20克,葛根20克。

[用法]

将药物煎后,调拌蜂蜜冲服,每日3次。

[方3]

香樟皮30克,葛根20克,三角枫20克,九龙藤20克,葱白12克,生姜10克。

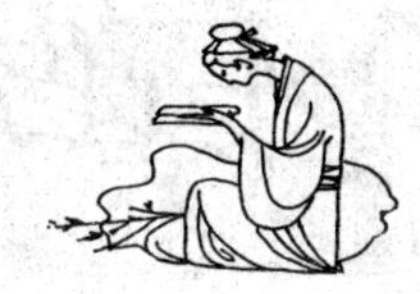

［用法］

将药物加食盐炒热后，外熨烫大椎、命门、丹田、承山、曲池穴。

［方4］

乌梢蛇30克，桑树寄生14克，油桐树寄生14克，钩藤根30克，丝瓜络20克。

［用法］

将药物放入白酒中，浸泡7日后，方可取用。每日2次服，酒量不宜过多。

［方5］

小刺桑根30克，良姜12克，九点梅根14克，追风伞12克。

［用法］

将药物研细末，调拌蜂蜜成丸，每日3次，用白酒吞服。

［方6］

大四块瓦12克，毛青冈14克，蟑螂3个，老鹳草12克，刘寄奴12克。

［用法］

将药物捣烂，调拌鸡蛋清，敷贴肩井、手三里、劳宫、三阴交。3天换药一次。

［方7］

刺老包根14克，红活麻根12克，毛青冈12克，五香血藤20克，岩爬藤20克，八角枫14克，铁筷子14克，仙桃草14克。

［用法］

将药物泡酒7日，然后用药酒拍打患肢或涂搽患部。

［方8］

鸡血藤20克，徐长卿12克，菌灵芝12克，山栀茶12克，刺梨12克，香樟根12克。

[用法]

将药物研细末,调蜂蜜成丸,每日3次冲服。

[方9]

乌梅12克,豨莶叶6克,皂荚6克,薄荷3克。

[用法]

将药物研细末,外搽口鼻或敷贴大椎、命门、丹田等穴位或窍穴。

[方10]

旋覆花20克,牛蒡子根20克,荆芥穗30克,生姜3克。

[用法]

将药物煎服,每日3次。

[方11]

丝瓜子12克,荆芥穗30克,升麻8克,防风4克,葱白3克。

[用法]

将药物煎后,调拌蜂蜜冲服,每日数次。

[方12]

豨莶草20克,苍耳草14克,红浮萍14克,铁篱笆刺根20克,葱白12克。

[用法]

将药物加食盐、醋炒热后,用纱布包扎,外熨烫血海、中脘、膻中等穴位。

[方13]

香茅草20克,老鹳草20克,搜山虎12克,老鼠刺根12克,地龙20克。

[用法]

将药物煎服,每日3次。

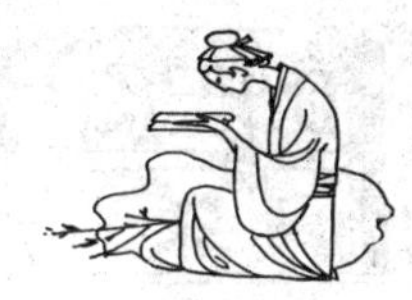

[方 14]

土鳖虫 6 克，鸡血藤 20 克，桑叶 14 克，透骨草 20 克，老鹳草 20 克，伸筋草 20 克，石菖蒲 12 克，车前草 20 克。

[用法]

将药物煎后，调拌蜂蜜冲服，每日 3 次。

二、中脏腑草药方

[方 1]

葛根 12 克，老鹳草 30 克，贯众 12 克，玉竹 10 克，八角枫 3 克，钩藤 30 克。

[用法]

将药物煎服，每日 3 次。

[方 2]

大风藤根 20 克，金樱子根 20 克，鸡血藤 14 克，八爪金龙 10 克，防风 10 克。

[用法]

将药物煎后，调拌蜂蜜冲服，每日 3 次。

[方 3]

野棉花根 30 克，追风伞 30 克，夜关门根 20 克，大蒜 10 克，艾叶 10 克。

[用法]

将药物捣烂，放入食盐加热，熨烫合谷、内关、外关、血海、中脘、膻中、膏肓等穴位。

[方 4]

常青藤 30 克，枫香寄生 12 克，杉寄生 12 克，桑寄生 12 克，油桐树寄生 12 克。

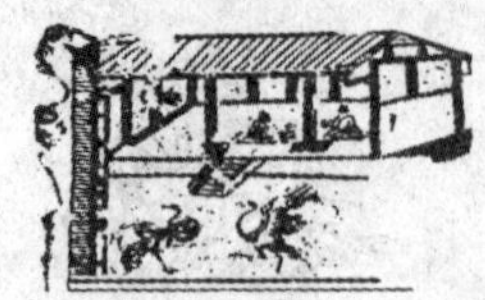

[用法]

将药物研细末，调拌蜂蜜成丸，每日3次吞服，连服10天。

[方5]

老鹳草30克，骨碎补30克，大血藤30克，黄龙须20克，白乌10克。

[用法]

将药物泡酒，7日后方可服用。一次食药酒少许，早晚服用或拍打患肢。

[方6]

香樟皮14克，桑寄生14克，常青藤20克，麻布袋20克，山乌龟12克，闹羊花根6克。

[用法]

将药物捣烂，调拌姜汁，敷贴合谷、内关、外关、血海、中脘等穴位。

[方7]

苦丁茶14克，野油菜20克，夏枯草14克，臭牡丹20克，蓝布正12克。

[用法]

将药物煎后，调拌蜂蜜冲服，每日3次。

[方8]

野菊花14克，桑树枝14克，青木香10克，水芹菜30克，地米菜30克。

[用法]

将药物煎服，每日3次。

[方9]

臭牡丹根30克，生花生壳20克，萝卜汁8克，菊花12克。

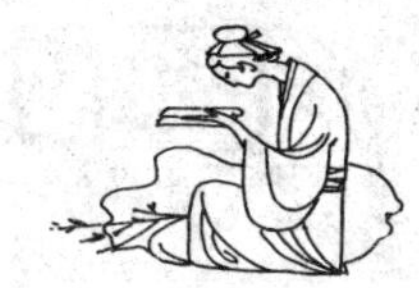

[用法]

将药物捣汁,加蜂蜜冲服,每日数次。

[方10]

石菖蒲20克,鸡血藤20克,豨莶草20克,合欢花12克,排风藤30克。

[用法]

将药物煎服,每日3次。

[方11]

骨碎补30克,大血藤20克,小血藤20克,乌梢蛇20克,箭杆风20克,九节风14克,鹰爪风18克,附骨风14克,茄根12克。

[用法]

将药物泡酒,7日后服用,每日2次,酒量适度。

[方12]

还魂草20克,舒筋草30克,钩藤20克,石楠藤20克,葎草30克,石岩姜12克,松节6克,桂枝8克。

[用法]

将药物捣烂或研细末,调拌凡士林或熬炼成膏,敷贴合谷、内关、外关、血海、中脘等穴位。

[方13]

蚤休6克,鸡血藤20克,丝瓜络30克,白花蛇舌草20克。

[用法]

将药物捣烂,调拌白酒、醋,敷贴合谷、内关、外关、血海、中脘等穴位。

[方14]

金银花藤20克,牛蒡子根20克,半枝莲14克,青藤香6克,韭菜子6克。

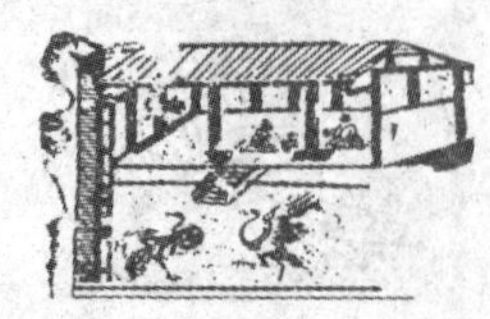

[用法]

将药物煎服,每日3次。

第四节 中 暑

中暑多发生于夏季,因夏日酷暑炎热,人体素体虚弱,骤然遭到暑热或高温的伤害,出现高热汗出、神昏嗜睡或昏迷不省人事、四肢抽搐等表现。民间医生将中暑的防治分为预防中暑及治疗伤暑和治疗中暑三个方面。在辨证施治中,分别选用草药施治。

预防中暑:在炎热季节来临之前或高温作业之初,注意人体的防暑工作,适当地提前饮用防暑草药或清凉饮料,提高人体防暑抗炎热的能力,避免伤暑或中暑。

伤暑:即轻度中暑,仅有头昏头痛、烦热思冷饮或疲乏、四肢无力等。

中暑:即重度中暑,患者猝然昏厥、高热烦躁、神色大变,若救治失误,常常危及生命。

一、预防中暑草药方

[方1]

荷叶30克,绿豆20克,红糖12克,姜汁2滴。

[用法]

将药物煎服,每日数次。

[方2]

鲜竹叶心30克,桑叶20克,蒲公英20克,大青叶12克。

[用法]

将药物煎后,调拌蜂蜜冲服,每日3次。

[方3]

香薷20克,绿豆20克,扁豆20克,红糖20克。

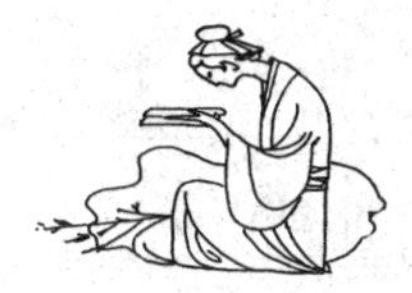

[用法]

将药物煎服,每日数次。

[方4]

夏枯草20克,白茅根20克,鱼腥草30克,蜂蜜10克。

[用法]

将药物研细末,调拌蜂蜜成丸,每日3次,连服10日。

[方5]

金银花30克,蒲公英20克,鲜荷叶20克,鲜竹叶心20克。

[用法]

将药物捣烂取汁后冲服,每日数次。

[方6]

冬瓜60克,莲子心20克,西瓜皮20克,红糖20克。

[用法]

将药物煎后,放入稀饭中温熬,当饮料饮用。

[方7]

野菊花30克,葎草40克,紫花地丁20克,鱼腥草20克。

[用法]

将药煎服,每日3次。

[方8]

桑叶12克,蒲公英12克,大青叶14克,萝卜叶20克,金银花藤20克。

[用法]

将药物煎服,每日数次。

二、伤暑草药方

[方1]

鲜藿香叶30克,青竹叶60克,青蒿16克,茶叶10克。

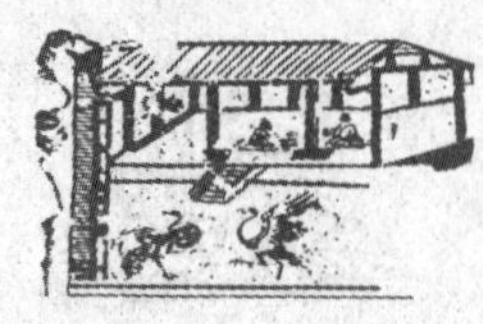

[用法]

将药物煎服,每日数次。

[方2]

生扁豆叶20克,鲜马齿苋20克,薄荷30克,夏枯草12克。

[用法]

将药物煎后,调拌蜂蜜冲服,每日数次。

[方3]

绿豆20克,灯草灰14克,荆芥12克,鱼腥草20克。

[用法]

将药物煎时加入少量食盐或姜片,每日分多次服。

[方4]

竹茹20克,鲜荷叶20克,仙人掌10克,葎草30克。

[用法]

将药物煎服,每日3次。

[方5]

莲叶梗30克,柳叶12克,薏苡仁12克,扁豆12克。

[用法]

将药物熬稀饭服,每日早晨服用。

[方6]

鲜苦瓜30克,鲜杨梅30克,红枣8克,红糖50克。

[用法]

将药物煎服,每日数次。

[方7]

积雪草30克,青蒿12克,荷叶12克,佩兰叶12克。

[用法]

将药物煎服,每日数次。

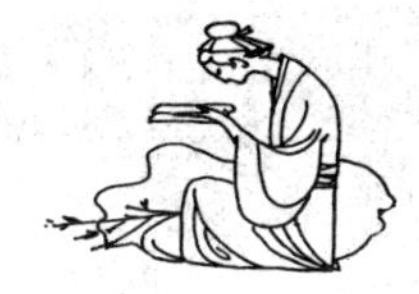

[方 8]

萝卜叶 14 克,丝瓜藤 20 克,夏枯草 20 克,金钱草 12 克。

[用法]

将药物煎服,每日 3 次。

三、中暑草药方

[方 1]

鲜丝瓜叶 60 克,升麻 3 克,滑石 20 克,鲜萝卜叶 30 克。

[用法]

将药物煎服,每日 3 次。

[方 2]

荷叶 30 克,香薷 14 克,扁豆 6 克,冬瓜皮 6 克。

[用法]

将药物煎后,调拌蜂蜜冲服,每日数次。

[方 3]

蒲公英 20 克,马齿苋 20 克,青蒿 10 克,薄荷 3 克。

[用法]

将药物煎服,每日数次。

[方 4]

藿香叶 20 克,扁豆叶 20 克,荷叶 30 克,蜂蜜 12 克。

[用法]

将药物煎后,昏迷患者灌服。

[方 5]

石菖蒲 12 克,苍术 10 克,公丁香 6 克,地胡椒 8 克,牙皂 6 克。

[用法]

将药物煎服,每日 3 次。

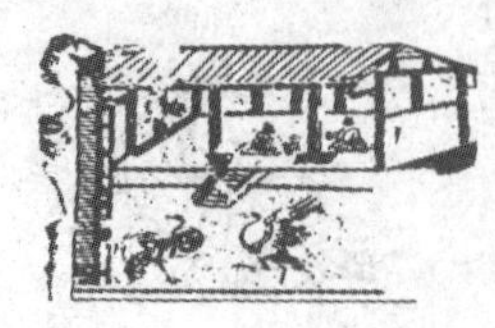

[方 6]

苦爹菜 20 克,金银花 20 克,鱼腥草 30 克,香薷 8 克。

[用法]

将药物煎后加入冰块、红糖,常饮用。

[方 7]

石膏 20 克,知母 12 克,金银花 14 克,连翘 12 克,竹叶心 20 克。

[用法]

将药物煎服,每日 2 次。

[方 8]

鲜鸡矢藤 30 克,虎杖 20 克,穿心莲 6 克,鲜葎草 30 克。

[用法]

将药物煎后,加入冰糖、食盐、冰块,常饮用。

[方 9]

桑叶 20 克,鱼腥草 20 克,金果榄 14 克,野菊花 14 克。

[用法]

将药物煎服,每日 3 次。

[方 10]

冬瓜子 12 克,萝卜子 12 克,蒲公英 20 克,西瓜子 6 克。

[用法]

将药物研细末,调拌蜂蜜冲服,每日 3 次。

第五节　中　毒

中毒多因误食有毒的药物或食物而致,其临床表现根据引起中毒的不同的食物或药物种类而各不相同,或腹疼难忍,或呼吸困难,或心脉异常,或神志异常等。常见的中毒有食物中毒和药物中毒两类。

食物中毒因误食各种不洁食品,或变质腐败食物、霉烂有毒

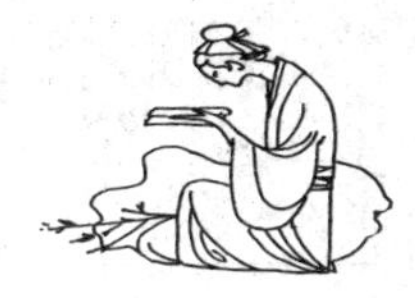

食物等导致。其毒性反应较缓慢。

药物中毒因误食各种剧毒之品，或药量超过限量，或服法不正确等导致。其毒性发作较快，病情变化迅速。

民间医生在临床中抢救中毒患者，多采用先催吐，后服解毒药等方法。在使用本书的草药方中应注意，由于中毒为急症，草药方仅适用轻症病例，或重症的辅助治疗。重症者必须尽快送医院抢救治疗，以免贻误病情。

一、食物中毒草药方

[方1]

金银花30克，南天竹叶20克，荷叶30克，鱼腥草20克。

[用法]

解蘑菇中毒。将药物煎服，每日3次。

[方2]

米醋6克，食盐0.3克，冬瓜汁60克，萝卜汁60克。

[用法]

解各种食物中毒。将药物煎后灌服。

[方3]

白扁豆12克，韭菜12克，赤小豆20克，黄柏12克。

[用法]

解食肉中毒。将药物煎服，每日2次。

[方4]

鲜黑豆8克，芦根20克，山葵根茎12克，野蔷薇12克，青果6克。

[用法]

解食鱼中毒。将药物煎后灌服。

[方5]

菊花20克，青甘蔗12克，芡实6克，鲜萝卜汁20克，绿豆6克，人乳8克。

[用法]

解饮酒中毒。将药物煎后灌服。

[方6]

鲜芦根60克，茅根30克，瓜蒂7个，马兰草6克。

[用法]

解河豚中毒。将药物煎服，每日2次。

[方7]

白矾6克，鸡蛋清2个，芝麻油6克，蜂蜜16克。

[用法]

解食物中毒。将药物调拌，灌服催吐。

[方8]

竹茹60克，梨2个，柑橘皮20克，冬瓜60克，萝卜叶60克。

[用法]

解药酒中毒。将药物煎服，每日数次。

[方9]

生藕汁20克，冬瓜汁30克，紫苏叶20克，蒜汁6克。

[用法]

解食蟹中毒。将药物调拌灌服。

[方10]

绿豆60克，车前草10克，鱼腥草30克，大蒜30克。

[用法]

解食物中毒。将药物煎服，每日数次。

[方11]

橘皮汁20克，大豆汁14克，马鞭草汁20克，芦苇根汁

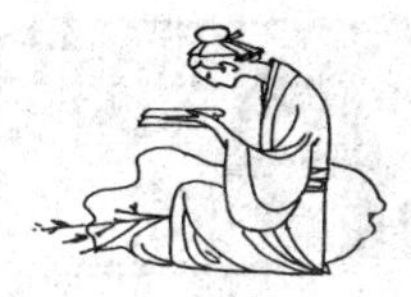

12克,大黄汁6克。

[用法]

解诸鱼中毒。将药物调拌,加入蜂蜜少许灌服。

二、药物中毒草药方

[方1]

冬青叶20克,夏枯草20克,柏树根30克,黑芝麻12克。

[用法]

解砒霜中毒。将药物煎后灌服。

[方2]

绿豆60克,甘草10克,荷叶30克,鱼腥草30克。

[用法]

解中药中毒。将药物煎服,每日2次。

[方3]

鲜萝卜汁12克,郁金末6克,生荸荠12克,冬瓜14克。

[用法]

解铅中毒。将药物煎服,每日数次。

[方4]

芫荽18克,柿蒂10个,甘草10克,梨汁30克。

[用法]

解草乌、附子中毒。将药物煎服,每日3次。

[方5]

鲜银花藤60克,鱼腥草60克,空心菜60克,早稻根30克。

[用法]

解菌类中毒。将药物煎服,每日数次。

[方6]

金银花60克,甘草12克,防风8克,茶叶10克。

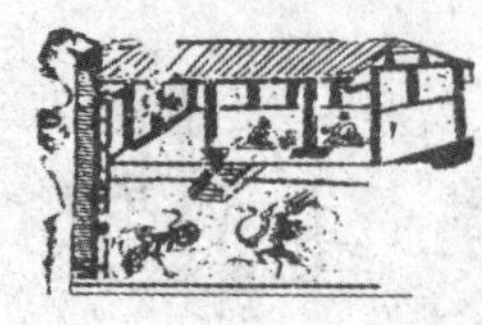

[用法]

解农药中毒。将药物煎服,每日 2 次。

[方 7]

车前草 60 克,小蓟草根 30 克,天竺根 30 克,香椿叶 20 克,杨梅树枝 20 克。

[用法]

解红矾、白矾中毒。将药物煎服,每日 3 次。

[方 8]

淡竹叶 60 克,生黑豆 20 克,甘草 20 克,蜂蜜 20 克。

[用法]

解诸药中毒。将药物煎服,每日数次。

[方 9]

鲜凤尾草 60 克,田七 6 克,鸡蛋清 1 个,鱼腥草 60 克。

[用法]

解药物中毒。将药物煎服,每日 2 次。

第六节　眩　晕

眩晕多因肝阳上亢、肾精不足、气血亏虚、痰浊中阻、瘀血内阻等原因造成。症见头晕目眩、眼黑眼花、头身动摇、耳鸣耳聋、恶心呕吐、四肢疲乏、失眠多梦等。

民间医生认为,眩晕多为妇女常见病,与妇女产后或经期失于调养有一定关系,另外,人体内在情志失调,也是导致此病的一个因素。

肝阳上亢:肝阳升发太过,或肝失条达,上扰头目,发为眩晕。症见耳鸣眩晕、头胀痛、易怒、心烦、失眠多梦等。

气血亏虚:气虚血亏则清阳不展,血不能上荣于脑则眩晕。症见面色㿠白、发色不泽、唇甲淡白、失眠心悸、神疲懒言、头晕

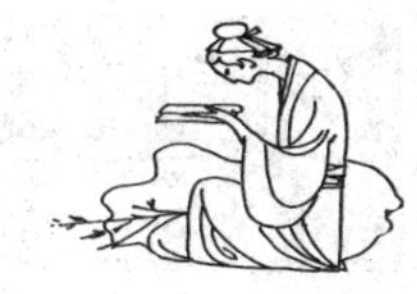

昏倒等。

一、肝阳上亢眩晕草药方

［方1］

车前草20克，夏枯草20克，红枣14克，灯芯草6克，蒲公英10克。

［用法］

将药物煎服，每日3次。

［方2］

垂柳叶30克，玉米须20克，猪毛菜20克，夏枯草20克。

［用法］

将药物煎服，每日3次。

［方3］

野菊花20克，翻白草30克，槐花12克，荠菜花20克。

［用法］

将药物煎后，调拌蜂蜜冲服，每日2次。

［方4］

旱莲草30克，钩藤20克，白菊花12克，桑叶12克。

［用法］

将药物研细末，调拌蜂蜜成丸，每日3次，连服7日。

［方5］

益母草30克，火炭母30克，鱼腥草20克，虎杖20克。

［用法］

将药物煎服，每日数次。

［方6］

观音莲12克，芭蕉心10克，鹅不食草12克，臭牡丹根12克。

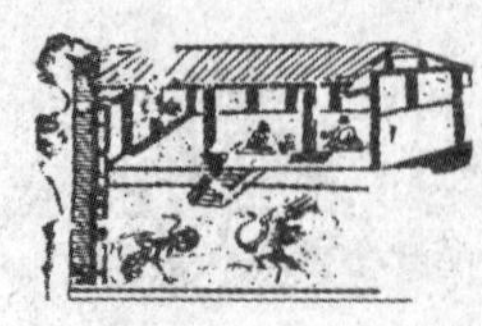

[用法]

将药物煎服,每日 3 次。

[方 7]

生赭石 20 克,夏枯草 20 克,法半夏 12 克,车前草 20 克。

[用法]

将药物煎服,每日 3 次。

[方 8]

响铃草 60 克,蒲公英 30 克,夏枯草 20 克,葎草 30 克。

[用法]

将药物捣汁冲服,每日 2 次。

[方 9]

柴胡 10 克,夜交藤 12 克,金银花藤 12 克,茉莉花 6 克。

[用法]

将药物煎服,每日数次。

[方 10]

桑寄生 12 克,苦丁茶 10 克,荷叶 8 克,钩藤 12 克,菊花 8 克。

[用法]

将药物煎服,每日数次。

[方 11]

香瓜藤 20 克,黄瓜藤 20 克,西瓜藤 20 克,夜交藤 12 克。

[用法]

将药物捣汁,调拌蜂蜜冲服。

[方 12]

小蓟草 40 克,车前草 30 克,金果榄 12 克,豨莶草 12 克。

[用法]

将药物捣汁,调拌蜂蜜冲服,当茶饮用。

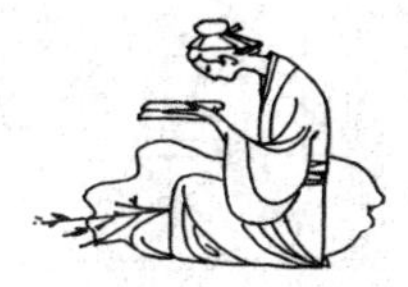

二、气血亏虚眩晕草药方

[方1]

白菊花30克,龙牙草30克,龙眼肉20克,夏枯草20克。

[用法]

将药物研细末,调拌蜂蜜成丸,每日3次,连服7日。

[方2]

地龙14克,白果叶12克,秋落桐叶30克,猪毛菜60克。

[用法]

将药物煎后取汁,与鸡炖服。

[方3]

黑芝麻20克,胡桃肉20克,枸杞子30克,金樱子30克。

[用法]

将药物研细末,与鸡同蒸后加入冰糖服,每日2次,连服7日。

[方4]

棉花根30克,鲜荠菜20克,葵花叶12克,夏枯草20克。

[用法]

将药物煎服,每日数次。

[方5]

黄龙稔20克,鸡血藤20克,金毛狗脊12克,白龙骨草12克。

[用法]

将药物煎后,调拌蜂蜜冲服,每日3次。

[方6]

猪笼草40克,糯稻根12克,土牛膝12克,钩藤12克,红枣6克。

[用法]

将药物煎服,每日3次。

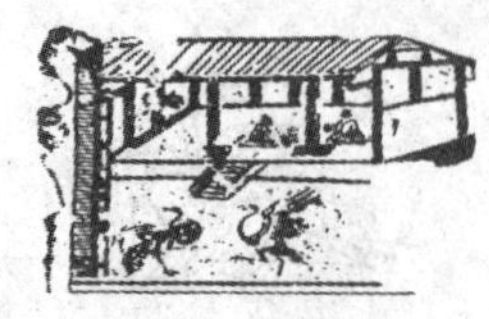

[方 7]

益母草 12 克,桑枝 8 克,荷叶 8 克,苍耳草 12 克。

[用法]

将药物煎后,加入红糖冲服,每日数次。

[方 8]

火炭母 20 克,蒲公英 12 克,腊梅花 6 克,竹叶心 8 克,当归尾 6 克。

[用法]

将药物研细末,调拌蜂蜜成丸,每日 3 次,连服 7 日。

第七节　呕　吐

呕吐多因外邪犯胃,如感受风寒暑湿火热之邪或秽浊之气侵犯脏腑,或饮食所伤、温凉失调、饥饱无常,或情志失调,肝气横逆犯胃,或脾胃虚弱、中阳不振、运化失调所致。临床上分实证呕吐和虚证呕吐两大类。

实证呕吐:多因肝胃不和、痰饮内阻、饮食停积、外邪犯胃所致。症见突然呕吐、脘腹胀满、烦闷不舒等。

虚证呕吐:多因脾胃虚寒、胃阴不足所致。症见呕吐反复发作、呕吐量少、时作干呕、胸脘痞闷、喜暖恶寒等。

一、实证呕吐草药方

[方 1]

橘皮 30 克,茯苓 10 克,半夏 12 克,生赭石 6 克,竹茹12 克。

[用法]

将药物煎服,每日 2 次。

[方 2]

香附 14 克,橘红 12 克,紫苏叶 12 克,甘草 3 克。

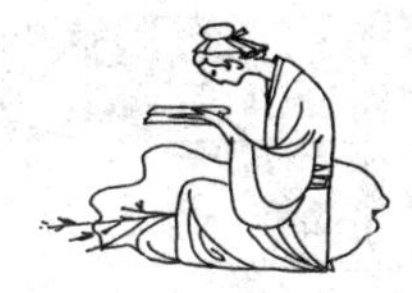

[用法]

将药物煎后,加蜂蜜冲服。

[方 3]

田螺壳 2 个,黑小豆 12 克,陈皮 12 克,枳实 12 克。

[用法]

将田螺煅烧后与药物共研细末,调拌热糖水冲服。

[方 4]

糯米 60 克,公丁香 6 克,白莲子 6 克,生姜 1 片。

[用法]

将药物熬粥服用,加少量食盐。

[方 5]

紫苏叶 20 克,旋覆花 8 克,姜汁 6 克,蜂蜜 10 克。

[用法]

将药物捣汁冲服。

[方 6]

柿蒂 30 克,代赭石 12 克,陈皮 8 克,萝卜子 12 克。

[用法]

将药物煎服,每日 2 次。

[方 7]

黄瓜叶 20 克,枸杞叶 12 克,芦竹根 12 克,萝卜叶 12 克。

[用法]

将药物煎服,每日数次。

[方 8]

生葱头 60 克,老姜 20 克,丝瓜藤 30 克,艾叶 30 克。

[用法]

将药物加食盐,炒热后外熨贴脘腹部。

[方 9]
乌梅 12 克,藕节 10 克,山药 12 克,鸡内金 10 克。
[用法]
将药物研细末,调拌蜂蜜冲服,每日 2 次。
[方 10]
荆芥穗 12 克,金银花 10 克,竹叶 12 克,桔梗 12 克。
[用法]
将药物煎服,每日 3 次。

二、虚证呕吐草药方

[方 1]
荷叶 20 克,生栀子 12 克,白芍 6 克,生姜 6 克。
[用法]
将药物煎后,调拌蜂蜜冲服,每日 2 次。
[方 2]
苏叶 12 克,竹茹 12 克,红枣 8 克,红糖 20 克。
[用法]
将药物煎服,每日 2 次。
[方 3]
鱼腥草 20 克,韭菜汁 3 克,生姜 1 片,牛乳 60 克。
[用法]
将药物煎服,每日数次。
[方 4]
伏龙肝 12 克,生姜 6 克,竹茹 12 克,红糖 20 克。
[用法]
将药物煎服,每日数次。

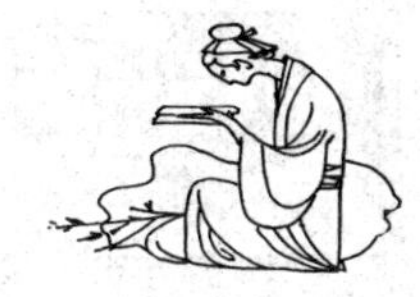

［方5］

萝卜叶60克，大白菜20克，苹果2个，生姜1片。

［用法］

将药物煎后，调拌蜂蜜冲服，每日数次。

［方6］

糯稻根60克，豇豆壳12克，艾叶6克，荷叶6克。

［用法］

将药物煎服，每日数次。

［方7］

五倍子12克，金樱子20克，萝卜子12克，葱白3克，生姜3克。

［用法］

将药物捣烂，调拌面粉，敷贴或热熨脘腹部。

［方8］

扁豆花12克，大腹皮10克，苏叶10克，红枣12克。

［用法］

将药物煎服，每日2次。

［方9］

芦根12克，老鹳草10克，桑树根6克，萝卜叶20克。

［用法］

将药物煎服，每日数次。

［方10］

陈醋30克，面粉80克，明矾6克，大蒜3克。

［用法］

将药物捣汁，调敷足心，然后温灸。

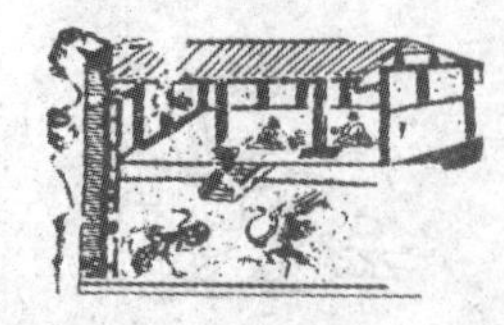

第八节 泄 泻

泄泻多因感受外邪、饮食所伤、情志失调及脏腑虚损，导致脾胃功能减弱、运化失常而致。症见排便次数增多，粪质稀溏或如水注，或完谷不化、腹痛肠鸣等。临床上，草药医生根据泄泻的不同情况，又分为暴泻和久泻两大类。

暴泻：发病急骤，病程较短，分寒湿、湿热、伤食等证型。

久泻：发病缓慢，病程较长，分脾虚、肾虚或水饮留肠、瘀阻肠络等证型。

一、暴泻草药方

[方 1]

老鹳草 20 克，蒲公英 12 克，苋草 12 克，扫帚枝 6 克。

[用法]

将药物煎服，每日 3 次。

[方 2]

凤尾草 20 克，含珠草 12 克，水蛭 12 克，合欢 12 克。

[用法]

将药物煎服，每日数次。

[方 3]

车前草 30 克，桃金娘 30 克，木香 6 克，大飞扬 12 克。

[用法]

将药物煎后，加入红糖、食盐冲服，每日数次。

[方 4]

茜草根 60 克，防风 6 克，酸果藤 20 克，大蓟根 20 克。

[用法]

将药物煎服，每日 3 次。

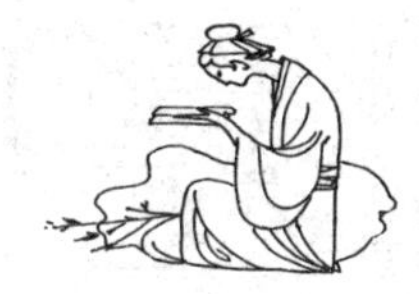

［方 5］

番石榴叶 20 克，鬼针草 20 克，土黄连 12 克，甘草 8 克。

［用法］

将药物煎服，每日 2 次。

［方 6］

土荆芥 30 克，鱼腥草 30 克，大叶铁包金 12 克，大飞扬 12 克，葫芦茶 12 克。

［用法］

将药物煎服，每日数次。

［方 7］

凤尾草 40 克，白头翁 30 克，石榴叶 30 克，地锦草 30 克。

［用法］

将药物煎服，每日数次。

［方 8］

枫杨树叶 30 克，穿心莲 8 克，龙葵草 8 克，鬼针草 12 克。

［用法］

将药物煎服，每日 3 次。

［方 9］

石榴皮 30 克，龙牙草 20 克，金锦香 12 克，泽泻 12 克。

［用法］

将药物研细末冲服，一次 2 克，每日 3 次。

［方 10］

臭椿树叶 60 克，艾叶 20 克，葱白 20 克，食盐 20 克。

［用法］

将药物煎水，热洗双足，早晚各一次。

［方 11］

伏龙肝 30 克，生姜 6 克，红枣 12 个，大蒜 12 克。

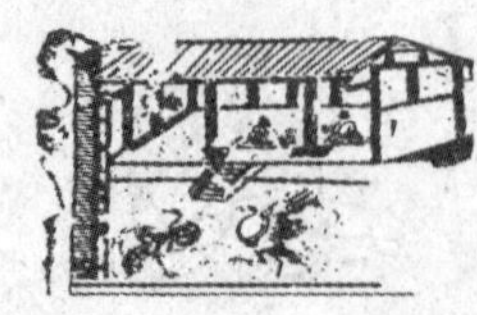

[用法]

将药物捣烂后,敷贴脘腹或肚脐,然后温灸。

[方12]

苦参30克,仙鹤草30克,白头翁30克,老鹳草30克。

[用法]

将药物煎服,每日数次。

[方13]

柚子皮20克,细茶叶6克,生姜3克,红糖20克。

[用法]

将药物煎后,熬炼成膏状冲服,每日2次。

二、久泻草药方

[方1]

仙鹤草30克,牡荆叶20克,鱼腥草30克,车前草20克。

[用法]

将药物煎服,每日数次。

[方2]

铁苋菜60克,马齿苋40克,小飞扬40克,龙牙草40克。

[用法]

将药物煎服,每日3次。

[方3]

透骨草30克,艾叶20克,白胡椒12克,生姜1片。

[用法]

将药物捣烂煎后,趁热洗双足。

[方4]

浮小麦20克,山药12克,神曲6克,鸡内金30克。

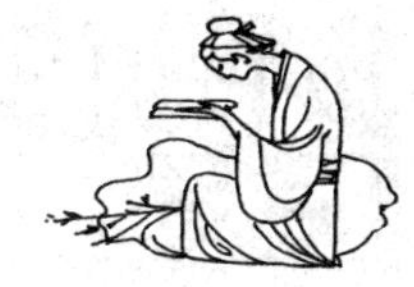

[用法]

将药物研细末，调拌蜂蜜冲服，每日2次。

[方5]

地榆14克，仙鹤草30克，野麻草30克，龙牙草20克。

[用法]

将药物煎服，每日3次。

[方6]

莲子肉30克，红枣20克，益智仁12克，粳米240克。

[用法]

将药物熬成粥服，每日2次。

[方7]

山楂30克，柿树皮30克，石榴皮30克，高粱壳30克，苹果1个。

[用法]

将药物煎服，每日数次。

[方8]

红薯1个，独蒜3个，红糖30克。

[用法]

将红糖、独蒜装入红薯内，用火将红薯烤熟后服食。

[方9]

石榴树叶60克，生姜15克，食盐30克，柿蒂20克，艾叶20克。

[用法]

将药物敷贴脐中，然后温灸。或药物捣烂加热，直接熨脐中。

[方10]

金樱子根14克，石楠藤20克，狗尾草30克，杨树叶14克。

[用法]

将药物煎服，每日数次。

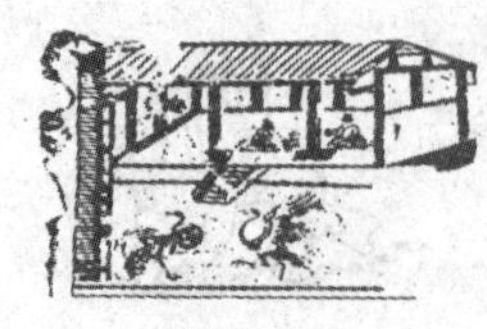

[方 11]

刺梨根 40 克,苦参 10 克,酸石榴树皮 60 克,干棉花果 3 个。

[用法]

将药物煎后,调拌蜂蜜冲服,每日 3 次。

[方 12]

大葱 60 克,五倍子 30 克,陈艾 20 克,生姜 6 克。

[用法]

将药物研细末,调拌芝麻油或凡士林,敷贴脘腹部。

第九节 便 秘

便秘多因大肠积热,或气滞寒凝,或阴阳气血亏虚,使大肠的传导功能失常所致。症见大便秘结不通、排便困难等。根据各种不同的便秘症状,临床上分实秘和虚秘两大类。

实秘:多因肠胃积热或气机阻滞等所致,症见大便干结、小便短赤、腹胀腹痛等。

虚秘:多因肺脾气虚,运化失职,或肾阳虚弱,阴寒内生等所致,症见大便干或不干、排便困难、腹中冷痛等。

一、实秘草药方

[方 1]

火麻仁 12 克,瓜蒌仁 10 克,松子仁 12 克,陈皮 6 克,枳壳 6 克。

[用法]

将药物煎服,每日数次。

[方 2]

虎杖根 30 克,土大黄 20 克,何首乌 20 克,蜂蜜 6 克。

[用法]

将药物研细末,调拌蜂蜜冲服,每日 3 次。

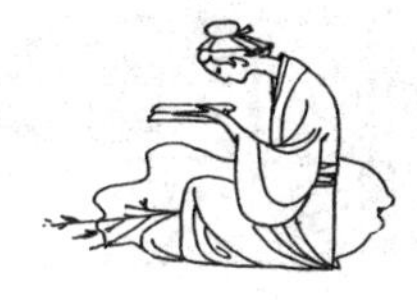

[方3]

萝卜叶60克,红薯叶60克,金钱草30克,荷叶60克。

[用法]

将药物煎后,常饮用。

[方4]

葛根30克,大黄20克,陈皮8克,猪油20克。

[用法]

将药物煎后,加入猪油冲服,每日2次。

[方5]

皂荚6克,芝麻油3克,面粉60克,肥皂6克。

[用法]

将药物调拌成形,外塞肛门,并将药物上下滑动。

[方6]

葱头16克,生姜6克,萝卜子12克,食盐20克。

[用法]

将药物炒热,敷贴脐中。

[方7]

紫苏子20克,牵牛子8克,桃仁6克,火麻仁12克。

[用法]

将药物煎服,每日3次。

[方8]

番泻叶12克,鸡矢藤14克,车前草20克,金银花20克。

[用法]

将药物煎后,加入生蜂蜜冲服,每日数次。

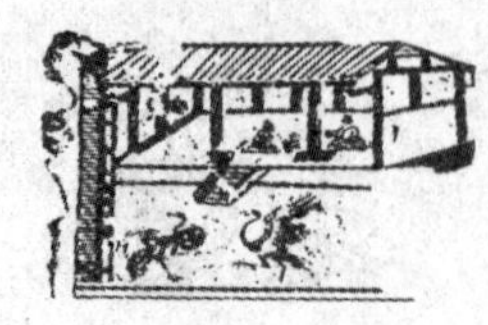

二、虚秘草药方

[方1]

番泻叶12克,火麻仁12克,郁李仁12克,杏仁10克。

[用法]

将药物煎服,每日3次。

[方2]

黄豆皮20克,红薯叶60克,陈皮12克,白菜叶30克。

[用法]

将药物煎后,调拌麻油冲服,每日2次。

[方3]

葱白12克,松子仁8克,淡豆豉6克,五倍子6克,皂角刺12克。

[用法]

将药物捣烂,敷贴脐中。

[方4]

黑芝麻60克,杏仁60克,胡桃仁60克,蜂蜜60克。

[用法]

将药物研细末,调拌蜂蜜成丸,每日3次,连服7日。

[方5]

鸭梨2个,土豆60克,鲜菠菜60克,绿豆20克。

[用法]

将药物煎后,调拌生麻油、食盐少许,冲服。

[方6]

早稻秆60克,向日葵60克,田螺壳粉6克。

[用法]

将药物烧成灰后,调拌蜂蜜冲服,每日3次。

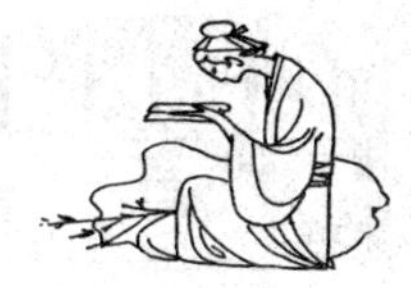

［方7］

洋山芋60克,红萝卜30克,青菜汁30克,韭菜汁6克。

［用法］

将药物煎后,调拌鸡蛋清冲服,每日2次。

［方8］

鱼腥草40克,蒲公英30克,鸡血藤30克,葎草30克。

［用法］

将药物煎服,每日3次。

［方9］

西瓜皮60克,梨汁12克,荷叶14克,萝卜60克。

［用法］

将药物煎后取汁,调拌生蜂蜜,每日3次冲服。

［方10］

鸡矢藤30克,桑树根12克,冬瓜子12克,隔山消12克。

［用法］

将药物研细末,调拌蜂蜜冲服,每日3次。

第十节　头　痛

头痛多因风寒湿热之邪外袭,或痰浊、瘀血阻滞,致使经气上逆,或肝阳上扰,或气血虚弱,脑髓失荣等所致。症见头痛剧烈,经久不愈。草药医生根据头痛的不同症状,分为一般头痛、血虚头痛、血瘀头痛、偏头痛等四大类。

一般头痛:多因感受风寒湿热之邪所致。头痛时间较短,痊愈快。

血虚头痛:因气血虚弱,上不能荣脑髓所致。症见头痛而晕、面色少华、心悸怔忡等。

血瘀头痛:因瘀血内阻经络,或外伤后瘀肿未消所致。症见

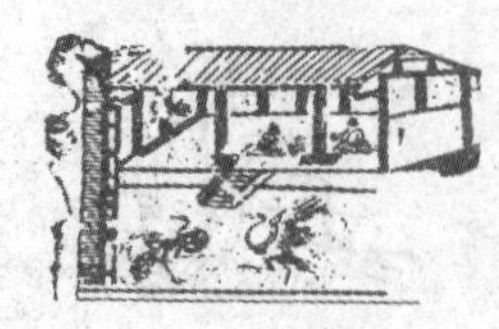

头痛经久不愈、痛如锥刺、痛处固定等。

偏头痛：多因肝气郁结，气逆上犯头侧，或风寒之邪，在表不解，传入少阳所致。症见头侧疼痛、心烦失眠等。

一、一般头痛草药方

[方1]

益母草30克，夏枯草20克，钩藤20克，桑叶20克。

[用法]

将药物煎服，每日3次。

[方2]

夏枯草30克，芭蕉根20克，川牛膝12克，生大黄12克。

[用法]

将药物煎服，每日3次。

[方3]

箭杆风30克，兔耳风30克，南风藤20克，小血藤20克。

[用法]

将药物泡白酒服，早晚各一次，每次服少许。

[方4]

鲜萝卜60克，菊花30克，牛蒡子20克，瓜蒌20克。

[用法]

将药物煎服，每日数次。

[方5]

薄荷叶20克，雄黄2克，白芷8克，细辛6克。

[用法]

将药物捣烂，调拌面粉，敷贴太阳、印堂、大椎穴。

[方6]

野菊花60克，萝卜汁12克，荷叶12克，竹叶心20克。

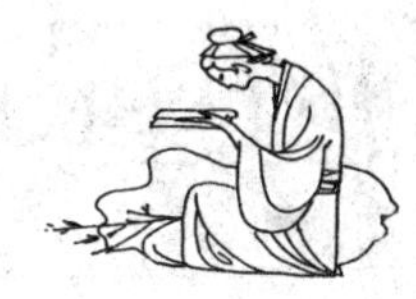

[用法]

将药物煎后取汁，调拌蜂蜜冲服，每日 3 次。

[方 7]

蔓荆子 12 克，石楠叶 12 克，地肤子 8 克，茵陈 12 克。

[用法]

将药物煎服，每日 2 次。

[方 8]

刀豆根 30 克，荷叶 20 克，红茶 10 克，甘草 3 克。

[用法]

将药物煎服，每日数次。

二、血虚头痛草药方

[方 1]

大血藤 30 克，柳树细根 30 克，鸡矢藤 20 克，铁线草 20 克。

[用法]

将药物泡酒服，每日 2 次，每次服少许。

[方 2]

鹿衔草 30 克，老鹳草 30 克，当归头 12 克，藁本 1 克。

[用法]

将药物煎服，每日 3 次。

[方 3]

荆芥穗 14 克，柳树细根 14 克，槐树根皮 14 克，菊花 14 克，当归 10 克。

[用法]

将药物研细末，调拌蜂蜜冲服，每日 3 次。

[方 4]

蚕砂 60 克，僵蚕 20 克，川芎 14 克，白芷 14 克，野菊花 30

克，防风10克。

[用法]

将药物煎后，倒入罐中，然后用一张纸封上，在纸上方开一小口，把头痛处贴于小口处，用药物蒸汽熏头部。每日一次，连续熏15分钟。

[方5]

枸杞根30克，金樱根20克，刀豆根20克，红枣8克。

[用法]

将药物煎后，调拌蜂蜜冲服，每日3次。

[方6]

香樟树寄生6克，益智仁12克，莲蓬壳10克，鹿衔草12克。

[用法]

将药物煎服，每日3次。

[方7]

玉竹20克，白菊花12克，鹿衔草12克，川芎10克。

[用法]

将药物煎服，每日数次。

[方8]

菊花60克，荆芥穗60克，石菖蒲30克，香附12克，黄麻60克。

[用法]

将药物焙干，做一个药物枕头，睡时枕用。

三、血瘀头痛草药方

[方1]

路路通20克，茶叶12克，钩藤20克，薄荷12克。

[用法]

将药物煎服，每日数次。

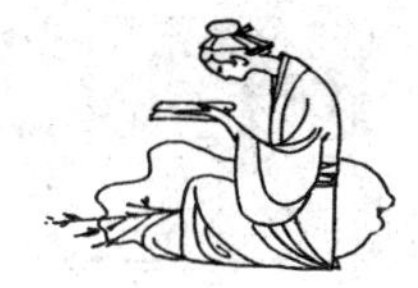

[**方** 2]

白芷 14 克,白芍 12 克,白果肉 6 克,白头翁 12 克。

[**用法**]

将药物煎服,每日 3 次。

[**方** 3]

青蒿子 20 克,苍耳子 20 克,雄黄 12 克,薄荷 12 克。

[**用法**]

将药物捣烂加热,敷贴太阳穴或痛处。

[**方** 4]

乌梅肉 30 克,香附子 20 克,川芎 12 克,茶叶 6 克。

[**用法**]

将药物煎后,调拌蜂蜜冲服,每日数次。

[**方** 5]

葱白 60 克,艾叶 60 克,生姜 12 克,丝瓜络 60 克,食盐 30 克。

[**用法**]

将药物捣烂加热后,用纱布包扎,外熨头部。

[**方** 6]

野葡萄根 12 克,白鸡冠花 12 克,鹿角霜 12 克,夏枯草 12 克。

[**用法**]

将药物煎服,每日 2 次。

[**方** 7]

玉米糠 60 克,陈艾叶 60 克,老鹳草 30 克,桑枝 14 克,姜 2 块。

[**用法**]

将药物捣烂加热,用纱布包扎,外熨头部。

[方8]

地龙14克,茅根14克,山楂14克,雪莲花6克。

[用法]

将药物煎服,每日3次。

四、偏头痛草药方

[方1]

野红花根20克,大血藤20克,黄芪10克,防风12克。

[用法]

将药物研细末,调拌蜂蜜冲服,每日3次。

[方2]

白刺根40克,野红花根30克,素鸡头30克,水蜡烛根30克。

[用法]

将药物煎服,每日3次。

[方3]

葛根30克,山楂12克,酸枣仁14克,金樱子14克。

[用法]

将药物煎服,每日2次。

[方4]

白附子6克,葱白20克,生姜6克,白凤心12克。

[用法]

将药物捣烂,敷贴太阳穴。

[方5]

樟脑3克,冰片0.1克,白芷6克,细辛6克。

[用法]

将药物捣细末,调拌面粉成形,外塞于鼻窍。

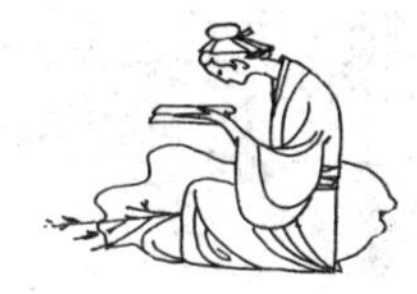

[**方** 6]

苍耳子 12 克,辛夷花 6 克,牛蒡子 14 克,荆芥 8 克。

[**用法**]

将药物煎服,每日 2 次。

[**方** 7]

夏枯草 20 克,香附 12 克,地骨皮 12 克,草决明根 12 克。

[**用法**]

将药物煎后,调拌生蜂蜜冲服,每日 3 次。

[**方** 8]

川楝子 12 克,蓖麻子 12 克,芥子 10 克,萝卜叶 20 克。

[**用法**]

将药物捣烂加热后,外熨烫头部。每日 2 次。

[**方** 9]

钩藤 12 克,荔枝干 20 克,冰糖 12 克,菊花 6 克。

[**用法**]

将药物煎后,加入蜂蜜冲服,每日数次。

[**方** 10]

鹅不食草 30 克,蓖麻 20 克,山羊角 6 克。

[**用法**]

将药物研细末,调拌凡士林,敷贴太阳穴。

第十一节　胸　痛

胸痛多因胸阳不足、气机不畅,或风寒湿热之邪内阻,或经络瘀阻等所致。临床上可分胸痹和心痛,症见胸闷胸痛、气急喘息等。根据症状,可分为虚实两类。

虚证:多因心气不足、心阴不足、心阳亏虚、肺心衰竭所致。症见心胸阵阵隐痛、胸闷气短、心悸咳喘等。

实证:多因寒凝心脉、火邪热结、气滞心胸、痰浊闭阻、瘀血痹阻等所致。症见心痛如绞、胸胀闷、隐痛、阵痛或剧烈疼痛等。

一、虚证胸痛草药方

[方1]
荔枝干250克,龙眼肉250克,红枣60克,白糖30克。
[用法]
将药物煎后,加蜂蜜冲服,每日3次;或捣烂成丸服用。
[方2]
酸枣根30克,百合12克,鱼腥草20克,乌药10克。
[用法]
将药物煎服,每日3次。
[方3]
香附14克,桔梗14克,苏木12克,刀豆壳30克。
[用法]
将药物煎服,每日数次。
[方4]
延胡索6克,胡椒末0.1克,伏龙肝0.2克,当归末6克。
[用法]
将药物研细末,调拌白酒冲服,每日2次。
[方5]
桃树枝60克,青木香20克,柳树叶60克,桑枝14克。
[用法]
将药物捣烂加热,敷贴熨烫胸部,每日一次。
[方6]
新鲜槐树枝60克,荔枝30克,老鹳草20克,鸡矢藤30克。

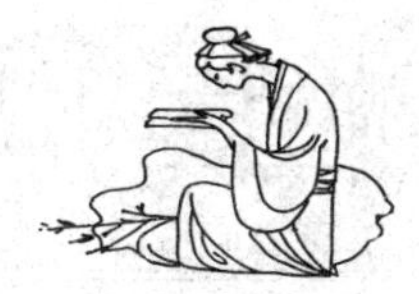

[用法]

将药物煎服,每日 3 次。

[方 7]

鸡血藤 30 克,透骨草 30 克,葛根 20 克,香椿皮 20 克,羚羊角 6 克,石菖蒲 6 克。

[用法]

将药物研细末,调拌凡士林或熬炼成膏,敷贴胸部、背部穴位。

[方 8]

荷叶 20 克,桑寄生 14 克,茶树根 8 克,虎杖 20 克,钩藤 12 克。

[用法]

将药物研细末,调拌蜂蜜冲服,每日 3 次。

二、实证胸痛草药方

[方 1]

鲜蒲草根 60 克,生栀子 20 克,川楝子 10 克,川黄连 6 克。

[用法]

将药物煎服,每日 3 次。

[方 2]

山药 60 克,芋头 60 克,大蒜 2 个,生姜 8 克。

[用法]

将药物捣烂,敷贴痛处。

[方 3]

虎杖 20 克,瓜蒌仁 14 克,枳实 10 克,蒲黄 10 克。

[用法]

将药物煎后,加蜂蜜冲服,每日 3 次。

［方 4］

鸡血藤 60 克，路路通 20 克，山楂 14 克，桃仁 12 克。

［用法］

将药物研细末，调拌蜂蜜冲服，每日 2 次。

［方 5］

金钱草 60 克，半枝莲 8 克，川楝子 6 克，赤芍 6 克，土黄连 10 克。

［用法］

将药物煎服，每日 3 次。

［方 6］

龙胆草 60 克，苦楝根 12 克，石菖蒲 10 克，桃仁 6 克，桑树根 6 克。

［用法］

将药物研细末，调拌白酒冲服，每日 2 次，连服 7 日。

［方 7］

老鹳草 20 克，虎杖 20 克，鸡矢藤 12 克，香附 8 克，萝卜叶 20 克。

［用法］

将药物煎服，每日 3 次。

［方 8］

石菖蒲 20 克，艾叶 20 克，小过路黄 20 克，刺梨根 20 克，野地瓜藤 20 克。

［用法］

将药物捣烂加热，外熨烫胸、背痛处，每日 2 次。

第十二节　胃　痛

胃痛多由郁怒伤肝，肝气犯胃；或饮食不节，损伤脾胃；或脾

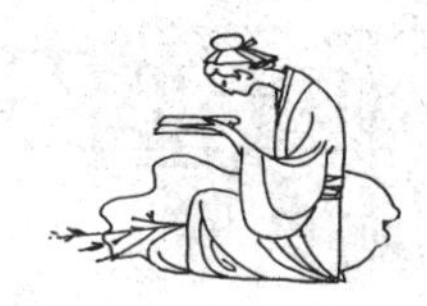

胃虚弱,劳倦内伤等所致,症见胃脘部疼痛、胀满等。临床分为肝胃不和、脾胃虚寒、瘀血凝滞、食滞胃脘等证型。

肝胃不和:多因忧思恼怒,情怀不畅,肝郁气滞,疏泄失职,横逆犯胃所致。症见胃脘胀满、两胁隐痛,情志变化常使疼痛加重。

脾胃虚寒:多因脾胃阳虚,纳运不健,胃失温煦,中寒内生所致。症见胃脘隐隐作痛、喜暖喜按、得食则减等。

瘀血凝滞:多因气滞血瘀,瘀血阻络所致。症见痛处固定、疼痛难忍、拒按。

食滞胃脘:多因食滞中焦,脾胃纳化失常,胃失和降所致。症见胃脘胀满、嗳腐吞酸、呕吐不适等。

一、肝胃不和胃痛草药方

[**方** 1]

紫荆皮 12 克,过山香花 8 克,香樟树叶 8 克,薄荷 6 克。

[**用法**]

将药煎后,调拌红糖冲服,每日数次。

[**方** 2]

土木香 12 克,臭樟根 12 克,乌药 6 克,蜂蜜 12 克。

[**用法**]

将药物研细末,调拌蜂蜜冲服,每日 3 次。

[**方** 3]

穿心莲 12 克,大青木香 14 克,青藤香 6 克,吴茱萸 12 克。

[**用法**]

将药物煎服,每日 3 次。

[**方** 4]

茴香 12 克,刺梨根 20 克,山楂 10 克,鸡矢藤 12 克。

[用法]

将药物煎服,每日 2 次。

[方 5]

朱砂莲 3 克,苦金盆 3 克,山乌龟 3 克,蜘蛛香 3 克。

[用法]

将药物研细末,调拌蜂蜜冲服,每日 3 次。

[方 6]

香附子 30 克,葱白 12 克,生姜 12 克,皂荚 12 克,食盐 80 克。

[用法]

将药物炒热后,熨烫胃脘部。

[方 7]

鲜藿香叶 60 克,陈皮 12 克,杨梅树皮 6 克,水芹菜根 6 克。

[用法]

将药物煎服,每日 3 次。

二、脾胃虚寒胃痛草药方

[方 1]

鸡蛋壳炭 2 克,鸡内金 6 克,丁香 2 克,姜汁 2 滴。

[用法]

将药物研细末,调拌蜂蜜冲服,每日 2 次。

[方 2]

胡椒 3 克,葱白 12 克,生姜 6 克,冰片 2 克。

[用法]

将药物捣烂,调拌麻油、面粉,敷贴肚脐处。

[方 3]

桔梗 6 克,香樟皮 12 克,胖血藤 12 克,生姜 3 片。

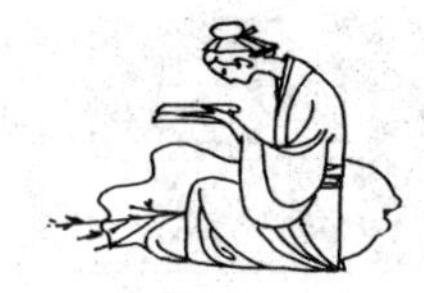

［用法］

将药物煎服，每日 3 次。

［方 4］

麻布袋 12 克，大风藤 12 克，鸡血藤 12 克，鹿角刺子 10 克。

［用法］

将药物煎后，加红糖冲服，每日数次。

［方 5］

韭菜子 12 克，核桃仁 8 克，红枣 6 克，生姜汁 2 克。

［用法］

将药物煎服，每日 3 次。

［方 6］

枣树皮 12 克，老辣椒根 12 克，荞麦叶 12 克，陈皮 6 克，艾叶 20 克，石菖蒲 12 克，老生姜 3 克，葱白 10 克。

［用法］

将药物捣烂，调拌食盐加热后，熨烫胃脘部。

［方 7］

山药 6 克，吴茱萸 3 克，良姜 4 克，干姜 2 克。

［用法］

将药物捣烂，加入小米煮粥服用，每日 1 次。

三、瘀血凝滞胃痛草药方

［方 1］

川楝子 30 克，延胡索 30 克，香附子 12 克，鸡血藤 12 克。

［用法］

将药物煎服，每日 3 次。

［方 2］

隔山消 14 克，乌贼骨 12 克，白芍 12 克，山楂 20 克。

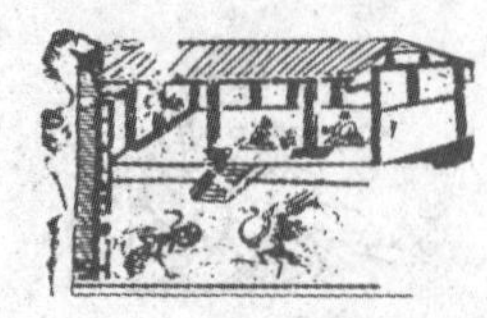

[用法]

将药物煎服,每日 2 次。

[方 3]

野南荞 30 克,隔山消 30 克,土知母 10 克,五灵脂 6 克。

[用法]

将药物研细末,调拌蜂蜜冲服,每日 3 次。

[方 4]

大黄花根 14 克,石菖蒲 3 克,茴香虫 8 克,芭蕉花 3 克。

[用法]

将药物研细末,调拌蜂蜜冲服,每日 3 次。

[方 5]

鸡矢藤 20 克,苦檀子 12 克,桃树寄生 12 克,蜘蛛香 3 克。

[用法]

将药物煎服,每日 3 次。

[方 6]

鬼针草 20 克,苦荞头 10 克,青藤香 6 克,洋桃根 10 克,乌贼骨 12 克。

[用法]

将药物煎服,每日 3 次。

[方 7]

茴香根 12 克,牛膝 14 克,老生姜 12 克,艾叶 20 克。

[用法]

将药物捣烂,加入食盐炒热,熨烫胃脘、背心处。

[方 8]

仙鹤草 30 克,马鞭草 20 克,苦瓜根 6 克,番薯藤 20 克。

[用法]

将药物煎服,每日 3 次。

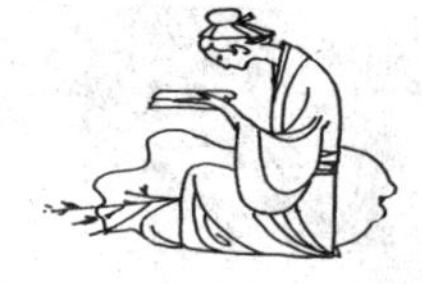

四、食滞胃脘胃痛草药方

[方1]

鸡内金20克,独脚莲12克,隔山消12克,神曲6克。

[用法]

将药物研细末,调拌蜂蜜冲服,每日3次,连服3日。

[方2]

乌柏树根3克,鹿角刺子3克,槟榔3克,桔梗3克。

[用法]

将药物研细末,调拌蜂蜜冲服,每日3次。

[方3]

鹅儿肠根6克,鸡内金12克,鸡矢藤12克,蜘蛛香8克。

[用法]

将药物煎服,每日3次。

[方4]

岩白菜10克,刺梨根8克,杨梅树皮12克,算盘子根8克。

[用法]

将药物煎服,每日3次。

[方5]

辰砂草6克,枳实3克,胖血藤30克,土知母根12克。

[用法]

将药物煎服,每日2次。

[方6]

葱白20克,艾叶20克,仙人掌20克,食盐20克。

[用法]

将药物捣烂加热,熨烫胃脘处及小腹部。

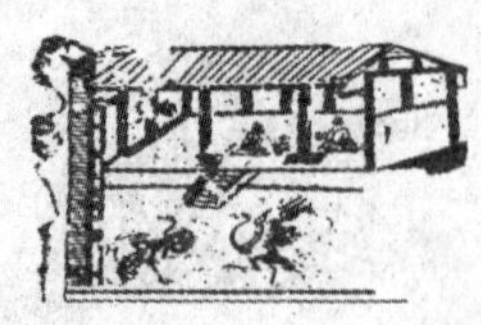

[方7]

桃树根30克,陈玉米心2个,艾叶6克,栀子6克。

[用法]

将陈玉米心煅烧后,与药物煎水服,每日数次。

[方8]

地瓜藤30克,南瓜藤30克,萝卜子12克,香附子12克。

[用法]

将药物煎后加蜂蜜冲服,每日3次。

[方9]

黄荆树子6克,芝麻6克,核桃仁6克,姜2片。

[用法]

将药物研细末,调拌蜂蜜冲服,每日3次,连服3日。

第十三节　遗　尿

遗尿多因五脏虚损、湿热下注、下焦蓄血等所致。症见睡眠中小便自遗,或在清醒状态下不能控制排尿,民间又称尿床。常见有肾虚遗尿和膀胱失调遗尿两类。

肾虚遗尿:肾精不足,不能约束水道,则尿自遗。症见溺自遗、头晕目花、阳痿遗精、四肢疲乏等。

膀胱失调:多因瘀血阻于膀胱,或湿热太盛迫水妄行等所致,症见遗尿、小腹胀满隐痛、神疲等。

一、肾虚遗尿草药方

[方1]

双肾草60克,大合欢30克,血人参30克。

[用法]

将药物煎后,放入炖汤中服用,每日2次。

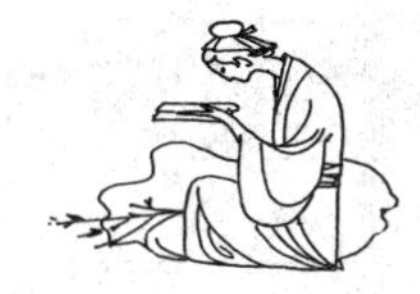

［方 2］

夜交藤 30 克，沙参 12 克，大九龙盘 12 克，白玉簪花根 12 克。

［用法］

将药物煎服，每日 3 次。

［方 3］

五味子 12 克，金樱子 14 克，核桃 6 克，蜂蜜 30 克。

［用法］

将药物研细末，调拌蜂蜜冲服，每日 3 次。

［方 4］

淫羊藿根 30 克，山药 20 克，桑螵蛸 12 克，猪肾 2 个。

［用法］

将药物炖服，每日 2 次。

［方 5］

益智仁 6 克，桑螵蛸 12 克，田螺壳 2 个，糯米 80 克。

［用法］

将药物研细末，调拌蜂蜜冲服，每日 3 次。

［方 6］

茅根 20 克，刺梨根 20 克，石菖蒲 6 克，五匹风 6 克。

［用法］

将药物煎后，调拌蜂蜜冲服，每日 3 次。

［方 7］

鸡血藤 30 克，合欢花 6 克，金樱子根 12 克，土人参 14 克。

［用法］

将药物煎服，每日 3 次。

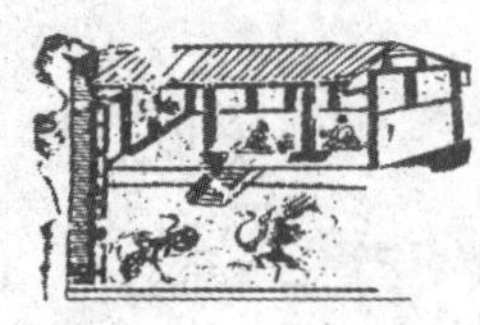

二、膀胱失调遗尿草药方

［方1］

桑螵蛸12克，益智仁12克，仙茅14克，红薯60克。

［用法］

将药物与狗肉炖服，每日服数次。

［方2］

吉祥草30克，五星黄20克，牡丹皮10克，猪尿胞1个。

［用法］

将药物炖服，每日2次。

［方3］

牛膝20克，金钱草20克，红枣30克，糯米250克。

［用法］

将药物研细末，调拌糯米蒸服，每日2次。

［方4］

白果仁12克，小茴香20克，老鹳草30克，艾叶20克，生姜6克。

［用法］

将药物捣烂，敷贴小腹部，然后温灸数次。

［方5］

夏枯草20克，柳树枝叶12克，刺梨根20克，夜交藤14克。

［用法］

将药物煎服，每日数次。

［方6］

金樱子12克，菟丝子12克，五味子6克，桑寄生6克。

［用法］

将药物研细末，调拌蜂蜜冲服，每日3次。

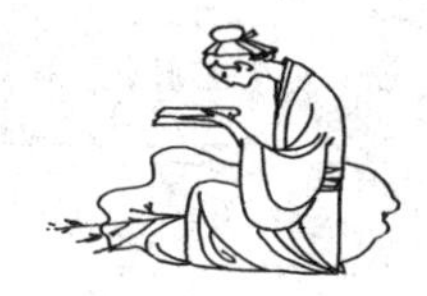

［方 7］

猪小肚 1 个，益智仁 25 克，桑螵蛸 25 克，金樱子根 12 克。

［用法］

将药物加糯米炖服，每日 2 次。

第十四节　水　肿

水肿多因感受外邪、劳倦内伤，或饮食失调，损伤脾胃，使气化不利、津液输布失常，或湿热疮毒内犯等，导致水液潴留，泛溢于肌肤而引起。临床上水肿分虚证和实证两大类。

水肿虚证：多因脾肾阳虚或气血两虚所致。水肿多发生于腰腹下肢部，伴有少气疲乏、畏寒怕冷等。

水肿实证：多因风寒湿热之邪内犯，气滞血瘀，水邪上逆心肺所致。症见头面部、四肢、胸腹水肿。

一、水肿虚证草药方

［方 1］

商陆 60 克，苦马豆 60 克，鲜生姜 2 片，丝瓜藤 12 克。

［用法］

将药物捣烂，敷贴肚脐处。

［方 2］

鹿角刺 30 克，拳参 12 克，水高粱根 30 克，杨柳树根 12 克。

［用法］

将药物煎服，每日 3 次。

［方 3］

水仙桃草 12 克，杜仲树果实 12 克，水黄花根 8 克。

［用法］

将药物煎后，调拌蜂蜜冲服，每日 3 次。

[方4]

车前草30克，透骨消20克，朝天一炷香30克，鱼腥草20克。

[用法]

将药物煎服，每日2次。

[方5]

海带80克，生花生仁60克，大蒜10克，黑豆12克。

[用法]

将药物炖服，每日1次。

[方6]

茅根60克，陈胡豆60克，荠菜60克，干葫芦壳30克。

[用法]

将药物煎后，加入红糖冲服，每日数次。

[方7]

冬瓜皮30克，大腹皮20克，五加皮12克，茯苓皮12克，生姜皮20克。

[用法]

将药物煎服，每日2次。

[方8]

鲜鲤鱼1尾，冬瓜皮100克，鲜葱白50克，竹叶心12克，红浮萍12克。

[用法]

鲤鱼去鳞鳃及内脏，洗净，将药物放入鲤鱼肚内，煮汤服。

[方9]

四季豆80克，大枣30克，花生仁60克，赤小豆20克，冬瓜皮30克。

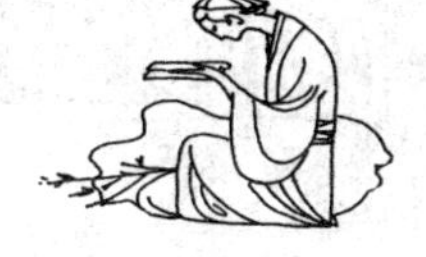

[用法]

将清洗干净的鸭1只加入药物炖服,每日2次。

[方10]

益母草60克,茅根30克,丝瓜络12克,大枣12克。

[用法]

将药物煎服,每日3次。

[方11]

金樱子根60克,早稻根30克,赤小豆30克,鸡血藤12克。

[用法]

将药物煎服,每日3次。

二、水肿实证草药方

[方1]

水冬瓜根30克,水菖蒲20克,商陆10克,水高粱10克。

[用法]

将药物煎服,每日3次。

[方2]

八爪金龙6克,五匹风6克,水灯芯20克,木通12克。

[用法]

将药物煎服,每日2次。

[方3]

车前草30克,夏枯草30克,香樟根30克,马鞭草30克。

[用法]

将药物煎后,调拌蜂蜜冲服,每日3次。

[方4]

三棵针30克,四块瓦12克,老萝卜根12克,臭草根30克。

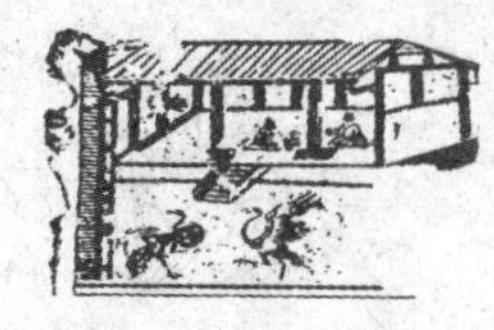

[用法]

将药物煎服，每日 3 次。

[方 5]

薏苡仁 60 克，冬瓜皮 30 克，丝瓜 60 克，红糖 60 克。

[用法]

将药物放入粥中煮一段时间后服，每日 2 次。

[方 6]

萝卜 80 克，浮小麦 20 克，木瓜 12 克，红糖 60 克。

[用法]

将药物煎服，每日 3 次。

[方 7]

黑牵牛子 6 克，车前子 20 克，肉桂 10 克，甘草 3 克。

[用法]

将药物煎服，每日 2 次。

[方 8]

玉米须 60 克，鲜茅根 30 克，黑豆 12 克，赤小豆 12 克。

[用法]

将药物煎服，每日 3 次。

[方 9]

旱莲草 20 克，桑白皮 20 克，金毛狗脊 12 克，茅根 20 克。

[用法]

将药物煎服，每日 3 次。

[方 10]

蒲公英 30 克，淡竹叶 20 克，金银花 12 克，柳树根 20 克。

[用法]

将药物煎服，每日数次。

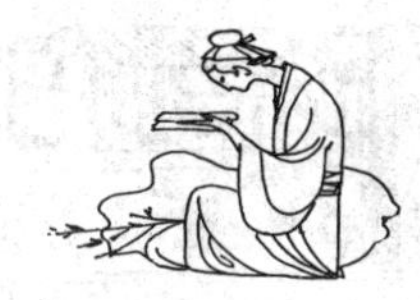

［方 11］

蓖麻子 30 克，菟丝子 12 克，地龙 12 克，葱白 12 克。

［用法］

将药物捣烂，调拌麻油或蜂蜜，敷贴肚脐处。

［方 12］

益母草 30 克，葎草 40 克，鸡矢藤 30 克，桑根 12 克，鲜荷叶 20 克。

［用法］

将药物煎服，每日 3 次。

第十五节　癌　症

癌症多因脏腑阴阳气血失调，正气虚衰，外邪入侵，或痰、湿、气、瘀、热毒等缚结日久，积滞而成。症见体内发现硬肿块，表面高低不平，阵阵剧痛等。常见有胃癌、肝癌、肺癌、食管癌、直肠癌、子宫癌、乳腺癌等。癌症的治疗仍以西医为主，草药治疗仅作为癌症的辅助治疗。

胃癌：多因肝胃不和、脾胃虚寒、痰湿凝结、湿热瘀积、气血亏虚等所致。症见胃脘胀痛或刺痛、上腹部不适、呕吐等。

肝癌：多因肝胆湿热、气滞血瘀、肝胃不和、肝脾两虚等所致。症见两胁疼痛、腹部肝区肿块、腹胀纳差、恶心呕吐、心烦疲乏等。

肺癌：多因肺脾气虚、肺肾阴虚、气虚血亏、痰湿瘀阻、热毒火结等所致。症见咳嗽胸痛、气急胸闷、血痰喘息等。

食道癌：多因肺虚痰凝、肝郁气滞、肝胃不和、瘀血内结等所致。症见进食梗阻、吞咽困难、胸骨后疼痛、吐涎较多、大便秘结等。

直肠癌：多因脾胃肾阳虚、湿热火毒下注、气滞血瘀、肝胃不

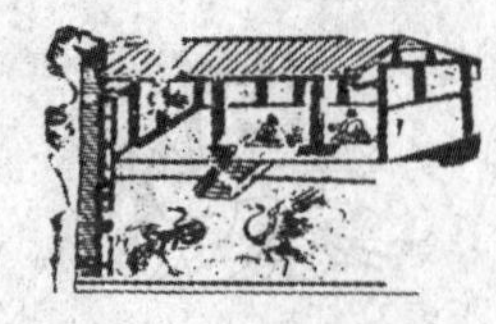

和等所致,见腹胀腹痛、腹部肿块、大便脓血等。

子宫癌:多因肝郁气滞、湿热蕴毒、中气下陷、脾肾阳虚、任督不调等所致。症见经期腹胀腹痛、性交后出血、白带多而恶臭等。

乳腺癌:多因肝郁气滞、冲任失调、气血瘀结、热毒蕴结等所致。症见乳房触之有肿块,按之疼痛、心烦意乱等。

一、胃癌草药方

[方1]

凤仙花根30克,红老苋菜梗30克,露蜂房30克,皂矾3克。

[用法]

先将皂矾煅烧,然后与药物煎服,每日3次。

[方2]

猴结3克,桃仁3克,巴岩姜60克,香樟子12克。

[用法]

将药物研细末,调拌白酒冲服,每日2次。

[方3]

紫藤20克,菱角肉12克,薏苡仁12克,诃子10克。

[用法]

将药物煎服,每日3次。

[方4]

山豆根30克,番杏12克,玉米20克,菩提子30克。

[用法]

将药物煎服,每日3次。

[方5]

半枝莲30克,白花蛇舌草30克,藤梨根30克,肿节风30克,旋覆花20克。

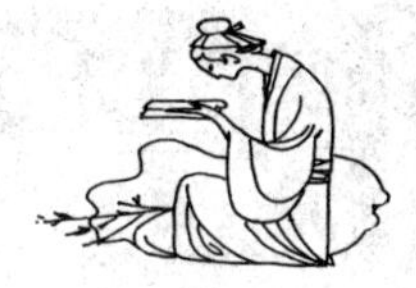

[用法]

将药物煎服,每日 3 次。

[方 6]

九香虫 10 克,败酱草 30 克,芦荟 12 克,排风藤 3 克,核桃树枝 30 克。

[用法]

将药物煎后,调拌蜂蜜冲服,每日 3 次。

二、肝癌草药方

[方 1]

麻布袋 60 克,紫珠枝 60 克,小茴香根 30 克,鳖甲粉 6 克,玄胡 12 克。

[用法]将药物煎服,每日 3 次。

[方 2]

马鞭草根 60 克,五灵脂 30 克,臭椿树皮 30 克,榕树叶 30 克。

[用法]

将药物煎服,每日 3 次。

[方 3]

地龙 20 克,蛤蚧 20 克,蜈蚣 1 条,全蝎 3 克,土鳖虫 6 克。

[用法]

将药物研细末,调拌白酒吞服,每日 2 次。

[方 4]

虎杖 30 克,败酱草 30 克,猪秧秧 30 克,白花蛇舌草 30 克。

[用法]

将药物煎水服,每日 3 次。

[方 5]

铁树叶 30 克,水蛭 6 克,半枝莲 30 克,香附 14 克,夏枯草

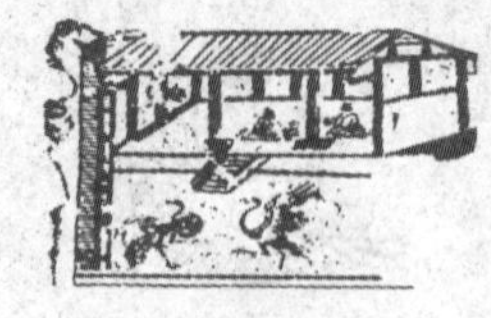

30 克。

[用法]

将药物煎服,每日数次。

[方 6]

鸡血藤 30 克,雪莲花 12 克,石楠藤 20 克,土鳖虫 20 克,刺梨根 20 克。

[用法]

将药物研细末,调拌蜂蜜冲服,每日 3 次。

三、肺癌草药方

[方 1]

杉木皮 60 克,菠萝心 60 克,白公鸡 1 只,生姜 20 克,米酒 100 克。

[用法]

将药物与白公鸡煮或蒸服,每日数次。

[方 2]

虎杖根 60 克,白花蛇舌草 60 克,牵牛子 30 克,茴香 12 克。

[用法]

将药物煎服,每日 3 次。

[方 3]

金银花藤 20 克,荆芥 20 克,败酱草 30 克,芦荟 12 克。

[用法]

将药物煎服,每日 3 次。

[方 4]

半枝莲 30 克,仙鹤草 30 克,冬瓜仁 20 克,虎杖 30 克。

[用法]

将药物煎服,每日 3 次。

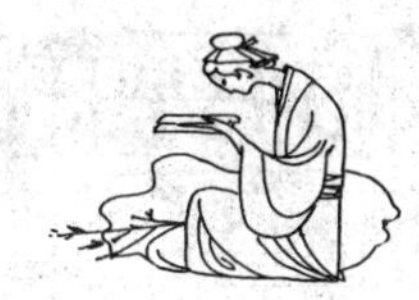

[方 5]

核桃树枝 30 克，柳树枝 30 克，肿节风 30 克，地龙 20 克。

[用法]

将药物煎后，调拌蜂蜜冲服，每日数次。

[方 6]

刺梨根 30 克，牛蒡子 30 克，鸡血藤 30 克，香附子 20 克。

[用法]

将药物研细末，调拌蜂蜜冲服，每日 3 次，连服 7 日。

四、食管癌草药方

[方 1]

鸦胆子仁 30 克，桃仁 20 克，水蛭 12 克，生赭石 30 克。

[用法]

将药物研细末，调拌蜂蜜冲服，每日 3 次。

[方 2]

蜣螂 5 个，蝼蛄 5 个，地牯牛 7 个，橘红 30 克。

[用法]

将药物煅制后研细末，调拌蜂蜜冲服，每日 2 次。

[方 3]

黄药子 30 克，核桃树枝 30 克，旋覆花 12 克，香附子 12 克。

[用法]

将药物煎服，每日 3 次。

[方 4]

山豆根 30 克，肿节风 30 克，龙葵 20 克，山慈姑 12 克，乌梅 10 克。

[用法]

将药物研细末，调拌蜂蜜冲服，每日 3 次。

[方5]

蜣螂6克,红枣60克,天龙12克,蜈蚣1条,桑寄生20克。

[用法]

将药物煎后,调拌蜂蜜或用生鹅血冲服,每日数次。

[方6]

核桃树枝30克,柳树枝30克,九香虫12克,刘寄奴20克,老鹳草20克。

[用法]

将药物泡白酒服,每日1次,酒量适度。

五、直肠癌草药方

[方1]

紫草根60克,金银花30克,白土苓30克,陈皮30克。

[用法]

将药物煎服,每日3次。

[方2]

槐花20克,蛇蜕12克,肿节风30克,败酱草30克,白花蛇舌草30克。

[用法]

将药物研细末,调拌蜂蜜冲服,每日3次。

[方3]

金银花藤30克,蒲公英30克,淫羊藿30克,仙茅20克,白头翁30克。

[用法]

将药物煎服,每日3次。

[方4]

猪苓30克,肿节风30克,败酱草30克,露蜂房20克,山楂

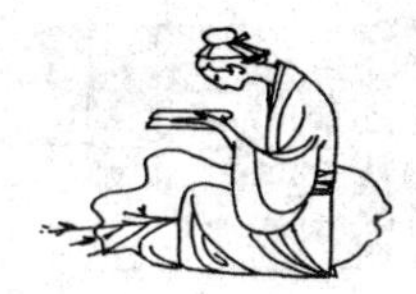

20 克。

[用法]

将药物煎服,每日 3 次。

[方 5]

老鹳草 30 克,萝卜叶 20 克,鱼腥草 30 克,车前草 20 克,金果榄 12 克。

[用法]

将药物煎服,每日 3 次。

六、子宫癌草药方

[方 1]

益母草 60 克,紫苏根 60 克,月季花 30 克,红花 12 克,茜草 14 克。

[用法]

将药物煎服,每日 3 次。

[方 2]

半枝莲 30 克,桑寄生 20 克,蚤休 6 克,核桃树枝 30 克,山豆根 20 克。

[用法]

将药物煎服,每日 3 次。

[方 3]

金樱子 40 克,益母草 30 克,刺梨根 20 克,鸡血藤 30 克。

[用法]

将药物研细末,调拌蜂蜜冲服,每日 3 次。

[方 4]

九香虫 12 克,桑寄生 12 克,穿山甲 6 克,土鳖虫 12 克,紫河车 30 克。

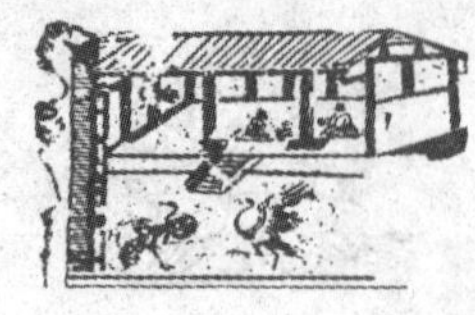

［用法］

将药物泡白酒服，每日 1 次，酒量适度。

七、乳腺癌草药方

［方 1］

仙人掌 60 克，血见愁根 60 克，大蒜 20 克，山慈姑 30 克。

［用法］

将药物捣烂，敷贴患处。

［方 2］

扁竹根 30 克，青头蒿 30 克，茵陈蒿 20 克，杏叶 12 克。

［用法］

将药物煎服，每日 3 次。

［方 3］

夏枯草 30 克，橘叶 20 克，郁金 20 克，路路通 20 克，丝瓜络 30 克。

［用法］

将药物煎后，调拌蜂蜜冲服，每日 3 次。

［方 4］

蒲公英 30 克，紫花地丁 30 克，金银花藤 20 克，白菊花 12 克，铁树叶 30 克。

［用法］

将药物煎服，每日 3 次。

［方 5］

野菊花 30 克，鱼腥草 30 克，火炭母 30 克，虎杖 20 克，香附子 12 克，萝卜子 12 克。

［用法］

将药物煎服，每日 3 次。

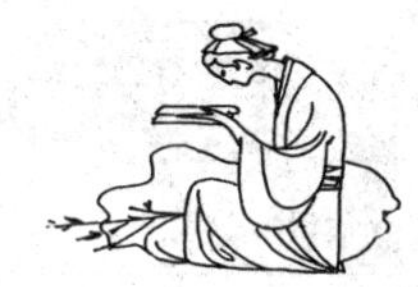

[方6]

老鹳草20克，伸筋草30克，鸡血藤30克，半枝莲20克，白花蛇舌草20克。

[用法]

将药物捣烂，调拌白酒或凡士林，敷贴患处。

第二章　常见外科病症草药方

第一节　疮　疖

疮疖多因夏秋气候酷热干燥，感受暑毒，或脏腑蕴热、内郁湿火等所致。症见肌肤色红，灼热疼痛，突起根浅，肿势局限，脓出即愈。临床上分暑疖和多发性疖两类。

暑疖：多因天热时汗泄不畅，暑湿阻于肌肤而引起，复经搔抓破伤染毒所致。症见皮肤潮红、肿痛，结块高突，2～3 天成脓，溃后脓出黄稠。

多发性疖：多因外感风邪，致风火湿热之毒蕴于皮肤而生。多发于颈后、背部、臀部等处。

一、暑疖草药方

[**方** 1]

金银花 30 克，蒲公英 30 克，苍耳子 14 克，土茯苓 14 克，牛蒡子根 14 克。

[**用法**]

将药物煎服，每日 3 次。

[**方** 2]

菊花 20 克，生大黄 10 克，鲜苦瓜叶 20 克，仙人掌 20 克。

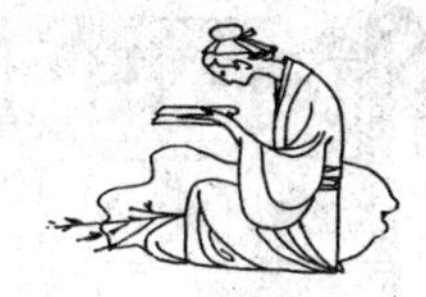

［用法］

将药物捣烂，敷贴患处。

［方 3］

凤仙花全草 60 克，野地黄 60 克，白矾 3 克，白菊花 30 克。

［用法］

将药物捣烂，调拌鸡蛋清，敷贴患处。

［方 4］

大青叶 20 克，金银花 30 克，绿豆 60 克，甘草 3 克。

［用法］

将药物煎后，加入蜂蜜，常饮用，每日数次。

［方 5］

生萝卜 60 克，丝瓜 60 克，柚子皮 30 克，芝麻油 10 克。

［用法］

将药物捣烂，敷贴患处。

［方 6］

茶叶 6 克，杏仁 12 克，丝瓜叶 20 克，萝卜叶 20 克。

［用法］

将药物捣烂，调拌童便，敷贴患处。

［方 7］

地龙 60 克，桑螵蛸 30 克，五倍子 6 克，鸡蛋黄 1 个。

［用法］

将药物捣烂，敷贴患处。

［方 8］

金果榄 20 克，夏枯草 20 克，葎草 20 克，车前草 12 克，金银花藤 20 克。

［用法］

将药物煎服，每日 3 次。

二、多发性疖草药方

[方1]

新鲜桃叶60克,柳树叶60克,鲜犁头草30克,蜂蜜60克。

[用法]

将药物捣烂,敷贴患处。

[方2]

洋金花鲜叶80克,蒲公英60克,金银花60克,鱼腥草60克。

[用法]

将药物捣烂,调拌麻油,敷贴患处。

[方3]

苦竹叶20克,柳树枝叶12克,牛膝根6克,羊蹄根8克。

[用法]

将药物研细末,调拌鸡蛋清,敷贴患处。

[方4]

大青叶60克,酸浆草60克,桑叶60克,冬瓜叶30克。

[用法]

将药物捣烂,敷贴患处。

[方5]

蒲公英30克,野菊花20克,紫花地丁20克,夏枯草20克。

[用法]

将药物煎后,加入蜂蜜冲服,每日3次。

[方6]

芭蕉根汁10克,马齿苋20克,芙蓉叶20克,浮萍20克。

[用法]

将药物煎服,每日3次。

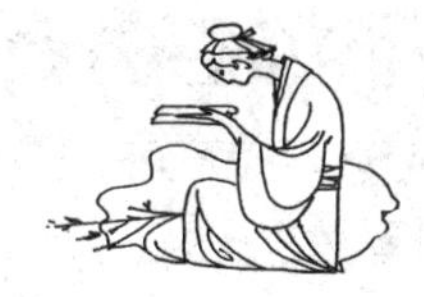

[方 7]

芭蕉叶 60 克,荷叶 30 克,苎麻嫩根 20 克,独蒜 2 枚。

[用法]

将药物捣烂,调拌蜂蜜,敷贴患处。

[方 8]

桑叶 20 克,穿心莲 6 克,南瓜藤 20 克,萝卜叶 60 克。

[用法]

将药物煎服,每日 3 次。

第二节 疔 疮

疔疮多因外感火热之毒或脏腑湿毒内生,或外感染毒蕴蒸肌肤,以致气血凝滞而成。临床上疔疮分初期和后期。

疔疮初期:在皮肤上有一粟米样疮头,或痒或麻,或红点作痛,以后渐渐热肿扩大,顶突根深坚硬,疼痛剧烈。

疔疮后期:恶寒发热,疔疮根软溃脓,脓头出现。

一、疔疮初期草药方

[方 1]

地龙 30 克,菊花 12 克,山栀子花 12 克,仙人掌 6 克。

[用法]

将药物捣烂,调拌麻油,敷贴患处。

[方 2]

蒲公英 20 克,夏枯草 20 克,随手香叶 20 克,魔芋花 6 克。

[用法]

将药物捣烂,敷贴患处。

[方 3]

牛蒡子叶 20 克,野菊花叶 20 克,生大黄 6 克,金银花藤20 克。

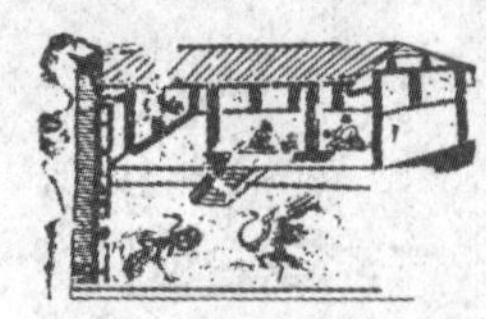

[用法]

将药物煎服,每日3次。

[方4]

剪刀草30克,荷叶20克,竹叶心20克,芦根30克。

[用法]

将药物煎服,每日3次。

[方5]

鱼腥草30克,紫苏叶12克,马蹄草20克,菊花12克。

[用法]

将药物研细末,调拌蜂蜜冲服,每日3次。

[方6]

苍耳子12克,石榴皮12克,仙人掌12克,金果榄8克。

[用法]

将药物捣烂,调拌蜂蜜,敷贴患处。

[方7]

灯笼草12克,芭蕉根12克,蒲公英20克,芙蓉花叶12克。

[用法]

将药物捣烂,敷贴患处。

[方8]

七叶一枝花6克,水仙花叶20克,夏枯草12克,金钱草20克。

[用法]

将药物煎服,每日3次。

二、疔疮后期草药方

[方1]

苍耳虫3克,白菊花60克,壁虎3克,红糖12克。

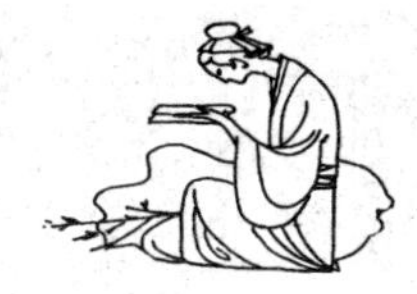

[用法]

将药物捣烂,敷贴患处。

[方2]

鹅儿肠12克,大山羊6克,倒生根10克,巴豆2克。

[用法]

将药物研细末,调拌鸡蛋清1个,敷贴患处。

[方3]

野青菜12克,地黄瓜14克,葱白30克,羚羊角粉2克。

[用法]

将药物捣烂或研细末,调拌蜂蜜,敷贴患处。

[方4]

芙蓉花叶20克,散血草12克,泥鳅串叶20克,石菖蒲12克。

[用法]

将药物煎服,每日3次。

[方5]

乌梅肉12克,苦苣6克,巴豆4克,陈石灰3克。

[用法]

将药物捣烂,敷贴患处。

[方6]

紫花地丁20克,蒲公英20克,金银花20克,白菊花20克。

[用法]

将药物煎服,每日3次;或捣烂敷贴患处。

[方7]

田螺2个,猪苦胆1个,茶叶6克,白及3克。

[用法]

将药物研细末,调拌生蜂蜜做成小饼,敷贴患处。

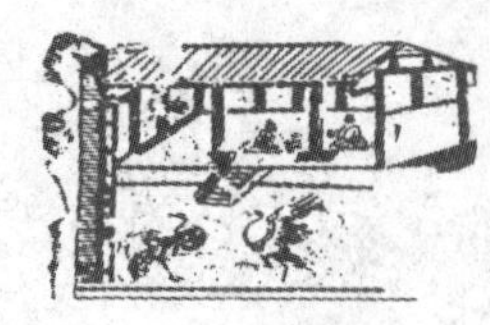

[方8]

藕节12克,丝瓜络20克,土鳖虫6克,柳枝12克。

[用法]

将药物捣烂或研细末,调拌蜂蜜冲服,或敷贴患处。

第三节 痈 肿

痈肿多因过食膏粱厚味,以致内郁湿热火毒;或皮肤损伤,感受毒邪,以致经络阻塞、气血凝滞而成。临床上分外痈和内痈,症状各不相同。内痈生于脏腑,外痈则发于体表,两者名同为痈,而表现和治疗各异,此处仅介绍外痈。外痈多因外邪侵袭,伤及皮肤所致。症见皮肤红肿、热痛,逐步扩大肿势,高肿坚硬,局部光软无头,结块范围在6~9厘米。发病迅速,可伴有发热等现象。

外痈草药方

[方1]

野地黄20克,蒲公英20克,白菊花20克,凤仙花20克。

[用法]

将药物捣烂,敷贴患处。

[方2]

紫花地丁30克,苍耳草30克,野菊花20克,鱼腥草30克。

[用法]

将药物煎服,每日3次。

[方3]

野葡萄根20克,凤尾草20克,鸡肠草20克,三叶藤20克。

[用法]

将药物捣烂,敷贴患处。

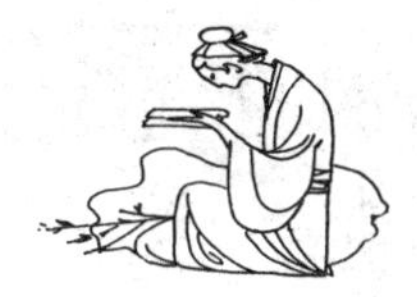

[方4]

苍耳子60克,紫花地丁草30克,鱼腥草30克,白凤仙花30克。

[用法]

将药物研细末,调拌蜂蜜冲服,每日3次。

[方5]

芙蓉花60克,苍耳子14克,赤小豆12克,芭蕉根20克。

[用法]

将药物研细末,调拌凡士林,敷贴患处。

[方6]

金樱子叶20克,红薯叶20克,菊花叶12克,马鞭草20克。

[用法]

将药物研细末,调拌蜂蜜冲服,每日3次。

[方7]

桃树嫩叶60克,蜣螂12克,野蔷薇12克,蜂蜜6克。

[用法]

将药物捣烂,敷贴患处。

[方8]

金果榄12克,虎杖10克,鱼腥草20克,桑叶12克。

[用法]

将药物煎服,每日3次。

第四节 冻 疮

冻疮多因冬季严寒冷风侵袭,气血运行不畅,以致气血凝滞而成。症见人体面部、手、足等外露部分红肿、起疱、坏死、溃烂等。临床上分冻疮初期和冻疮溃烂期。

冻疮初期:受冻部位呈苍白红肿,边缘焮红瘙痒或麻木等。

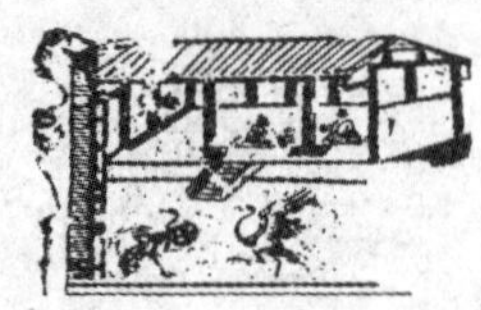

冻疮溃烂期:症见水疱破裂,出现糜烂或溃疡,自感刺痛、麻木,溃后流水、流脓,收口缓慢。

一、冻疮初期草药方

[方1]

鲜松针60克,桑枝30克,萝卜皮80克,红花12克。

[用法]

将药物煎后,熏蒸或湿敷患处。

[方2]

生姜60克,辣椒12克,艾叶60克,皮硝20克。

[用法]

将药物煎后,浸泡擦洗患处。

[方3]

丝瓜藤60克,大蒜秆20克,白萝卜60克,辣椒秆20克。

[用法]

将药物煎后,外洗患处,每日3次。

[方4]

冬瓜皮60克,山楂20克,茄子根20克,棉花籽20克。

[用法]

将药物煎后,外洗患处,每日2次。

[方5]

青冈炭20克,冰片0.6克,生猪板油30克,鸡蛋黄6克。

[用法]

将药物研细末,调拌均匀成油膏,敷贴患处,然后在火上微烤。

[方6]

桂枝30克,桑枝30克,柳枝30克,腊梅枝30克,生姜6克。

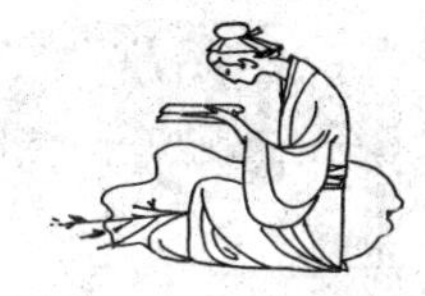

[用法]

将药物煎服,每日3次,或煎后外洗患处。

二、冻疮溃烂期草药方

[方1]

丝瓜络60克,橄榄核灰6克,田螺粉6克,芝麻油12克。

[用法]

将药物研细末,调拌均匀成膏,涂搽患处。

[方2]

松花粉20克,螃蟹壳粉6克,冰片0.3克,鸡蛋清1个。

[用法]

将药物调拌后,外涂患处。

[方3]

大麦根60克,茄子根60克,棉花籽60克,梧桐叶20克。

[用法]

将药物研细末,外涂患处。

[方4]

肉桂30克,红辣椒20克,樟脑6克,冰片3克,白酒100克。

[用法]

将药物泡白酒后,外涂患处,每日2次。

[方5]

瓦楞子20克,龙骨12克,白及6克,芝麻油6克。

[用法]

将药物研细末,外调芝麻油成膏,涂于患处。

[方6]

腊梅花12克,白节藕10克,鸡血藤12克,夏枯草20克。

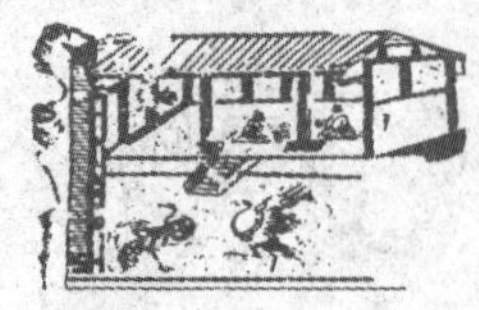

[用法]

将药物煎服,每日 2 次。

第五节　丹　毒

丹毒多因火邪侵袭,血分有热,郁于肌肤而发;或皮肤破伤,毒邪乘隙侵入而成。临床发于头面者,兼有风热之邪;发于肋下腰胯者,兼有肝火之邪;发于下肢者,兼夹湿热之邪。丹毒分一般性丹毒和游走性丹毒两类。

一般性丹毒:初起小片红斑,迅速蔓延成一片,伴有发热恶寒、头痛骨楚等症状。

游走性丹毒:皮损有时一面消退,一面发展,皮色由鲜红转暗红,逐渐脱屑而愈,反复发作。

一、一般性丹毒草药方

[方 1]

菊花 20 克,薄荷 14 克,蒲公英 30 克,金银花 30 克,牛蒡子 30 克。

[用法]

将药物煎服或外洗患处。

[方 2]

芙蓉叶 30 克,扁柏叶 30 克,苏叶 20 克,冬青树叶 30 克。

[用法]

将药物煎后取汁,敷贴患处。

[方 3]

马齿苋 30 克,油菜子 20 克,萹蓄草 20 克,寒水石 6 克。

[用法]

将药物煎后取汁,调拌蜂蜜,敷贴患处。

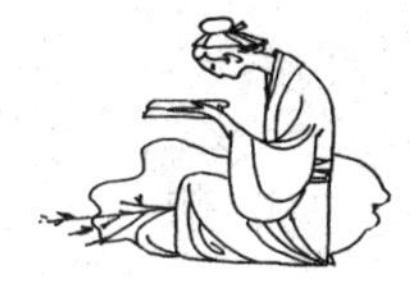

[**方** 4]

人中黄 10 克,金银花 12 克,栀子 10 克,牡丹皮 12 克。

[**用法**]

将药物煎服,或敷贴涂洗。

[**方** 5]

虎耳草 12 克,苦葫芦 12 克,夏枯草 30 克,白鲜皮 12 克。

[**用法**]

将药物煎服,每日 3 次。

[**方** 6]

桑叶 12 克,板蓝根 20 克,金银花 20 克,野赤豆 12 克。

[**用法**]

将药物煎服,每日 3 次。

[**方** 7]

乌桕叶 30 克,鲜樟树叶 60 克,松针 30 克,凤仙花叶 30 克。

[**用法**]

将药物煎服或熏洗,每日 2 次。

二、游走性丹毒草药方

[**方** 1]

仙人掌根 20 克,夏枯草 30 克,板蓝根 30 克,虎耳草 20 克。

[**用法**]

将药物煎服或外用搽洗,每日 2 次。

[**方** 2]

侧柏叶 20 克,大黄 8 克,皮硝 6 克,芝麻油 6 克。

[**用法**]

将前三味药物捣烂后取汁,与芝麻油调和,敷贴患处。

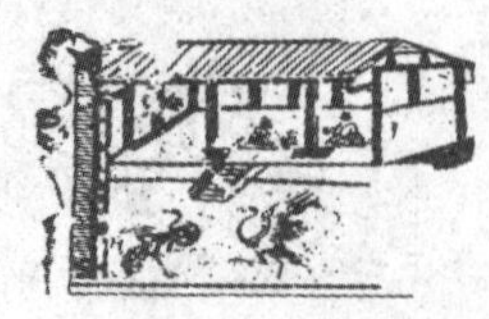

[方3]

紫背浮萍60克，金银花20克，菊花20克，荆芥12克。

[用法]

将药物煎后取汁，敷贴或涂搽患处。

[方4]

丝瓜叶12克，金银花20克，绿茶12克，鸡蛋清1个。

[用法]

将药物捣烂，敷贴患处，然后包扎。

[方5]

荷叶20克，地龙20克，鱼腥草30克，鲜竹叶20克。

[用法]

将药物煎后或捣烂，外涂搽患处。

[方6]

木芙蓉叶20克，空心草20克，伏龙肝8克，生姜3克。

[用法]

将药物研细末，调拌鸡蛋清或麻油，敷贴患处。

[方7]

龙虎草20克，枳实12克，萝卜叶20克，桑叶12克，地龙12克。

[用法]

将药物捣烂，敷贴患处。

第六节　湿　疹

湿疹常因外感风邪或饮食失节，过食腥发动风之品，伤及脾胃，脾失健运，致使湿热内蕴，风湿热邪相搏，客于肌肤而成。临床上分湿热、风热、血虚等类型。

湿热湿疹：皮肤焮红，有小水疱、丘疹，奇痒，抓后糜烂、渗液等。

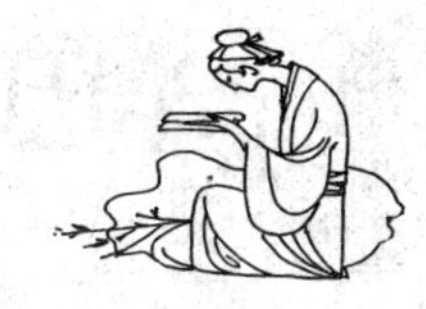

风热湿疹：发病急，皮损呈红斑、丘疹，奇痒，抓后少许渗液，结血痂，少量脱屑。

血虚湿疹：病程久，皮损一般较为局限，以浸润肥厚、粗糙、脱屑、色素改变为主。

一、湿热湿疹草药方

[方1]

蒲公英30克，石菖蒲30克，苦参20克，虎杖20克。

[用法]

将药物研细末，熬制成膏剂，敷贴患处。

[方2]

灯芯草30克，冰片0.6克，雄黄10克，鸡蛋清6克。

[用法]

将药物研细末，调拌鸡蛋清，敷贴患处。

[方3]

苦楝子30克，桐树叶20克，地骨皮30克，芝麻油20克。

[用法]

将前三味药物捣烂后，用芝麻油调和，敷贴患处。

[方4]

旱莲草30克，冬青树叶30克，紫背浮萍20克，米糠油10克。

[用法]

将药物捣烂或调拌蜂蜜，敷贴患处。

[方5]

葎草60克，野菊花30克，马齿苋20克，石菖蒲6克。

[用法]

将药物煎汁后，涂搽患处。

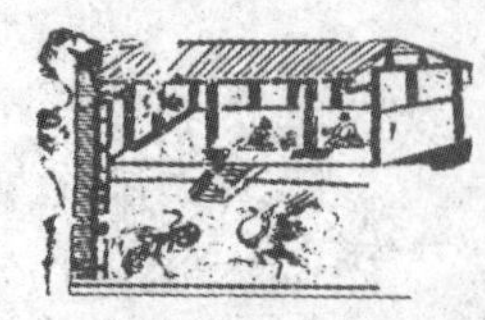

二、风热湿疹草药方

[方1]

金银花30克,蒲公英30克,车前草30克,龙胆草20克。

[用法]

将药物煎服,每日3次。

[方2]

槐树皮80克,露蜂房30克,蛇蜕20克,陈醋30克。

[用法]

将药物捣烂,敷贴患处。

[方3]

紫草60克,菊花30克,金银花30克,蝉蜕30克。

[用法]

将药物煎服,每日3次。

[方4]

南瓜秧30克,田螺壳12克,丝瓜藤20克,鸡蛋清1个。

[用法]

将药物捣烂或研细末,敷贴患处。

[方5]

鱼腥草30克,野菊花20克,刺梨根20克,荷叶30克。

[用法]

将药物捣烂,敷贴患处。

三、血虚湿疹草药方

[方1]

一枝黄花20克,蛇床子12克,荆芥12克,生蜂蜜12克。

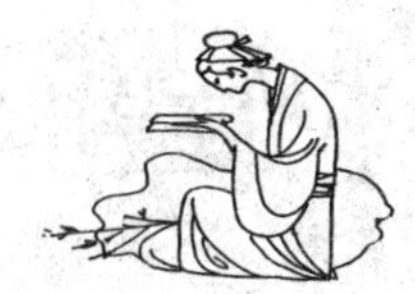

［用法］

将药物捣烂，敷贴患处。

［方2］

白鲜皮20克，金钱草20克，地肤子12克，苦参12克。

［用法］

将药物煎服，每日3次。

［方3］

陈石灰12克，百草霜12克，伏龙肝10克，葱汁6克，艾绒6克。

［用法］

将药物捣烂，敷贴患处。

［方4］

猪苦胆1个，猫爪刺30克，地胡椒30克，苦参20克。

［用法］

将药物煎后，搽洗、涂抹患处。

［方5］

南瓜藤30克，丝瓜藤30克，苦瓜藤30克，鸡血藤30克。

［用法］

将药物捣烂取汁，或调拌凡士林，敷贴患处。

第七节　瘰　疬

瘰疬多因情志不畅、肝气郁结，久而化火内燔，炼液为痰，痰火上升，结于颈项；或肺肾阴亏，以致水亏火旺，肺津不能输布，灼津为痰，痰火凝结而成。临床上分瘰疬初期和瘰疬后期两类。

瘰疬初期：结核如指头大，一枚或数枚不等，皮色不变，按之坚实，推之能动，不热不痛。

瘰疬后期：破溃脓水清稀，四周紫暗，往往此愈彼破。

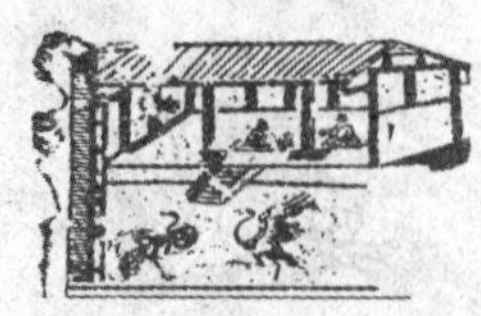

一、瘰疬初期草药方

[方1]

樟树叶80克，蓖麻子7个，杏仁7个，鸡蛋清1个。

[用法]

将药物捣烂，敷贴患处。

[方2]

夏枯草60克，鱼腥草20克，葎草60克，蒲公英30克。

[用法]

将药物煎服，每日3次。

[方3]

金毛狗脊30克，小茴香12克，香附12克，鸡蛋1个。

[用法]

将药物研细末或捣烂，调拌鸡蛋清，敷贴患处。

[方4]

凤仙花30克，夏枯草20克，山苦瓜20克，野菊花20克。

[用法]

将药物捣烂，敷贴患处。

[方5]

地柏枝30克，断肠菜30克，地瓜藤30克，桃树皮30克。

[用法]

将药物捣烂后，调拌芝麻油，敷贴患处。

[方6]

排风藤30克，山栀茶叶30克，天葵6只，隔山消12克。

[用法]

将药物研细末，调拌凡士林，敷贴患处。

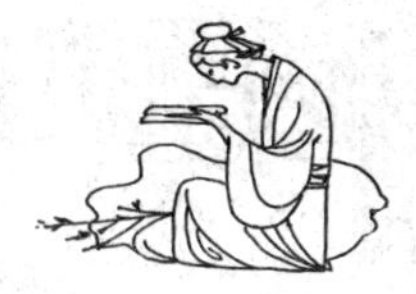

二、瘰疬后期草药方

［方1］

川楝子12克，昆布12克，海藻12克，红参3克。

［用法］

将药物加入桐油，熬炼成膏剂，敷贴患处。

［方2］

猫爪草60克，田螺2个，蜈蚣1条，地龙12克。

［用法］

将药物研细末，调拌猪油，敷贴患处。

［方3］

马桑根20克，夏枯草30克，地瓜根30克，九子连环草30克。

［用法］

将药物煎服，每日3次。

［方4］

蒲公英30克，何首乌30克，野菊花30克，虎杖30克。

［用法］

将药物煎服，每日3次。

［方5］

夏枯草30克，紫花地丁草20克，蒲公英20克，金银花12克。

［用法］

将药物捣烂后，调拌石灰水，敷贴患处。

［方6］

虎耳草30克，芭蕉根12克，猪苦胆1个，芥菜花20克。

［用法］

将药物捣烂取汁，敷贴患处；或将药涂搽患处。

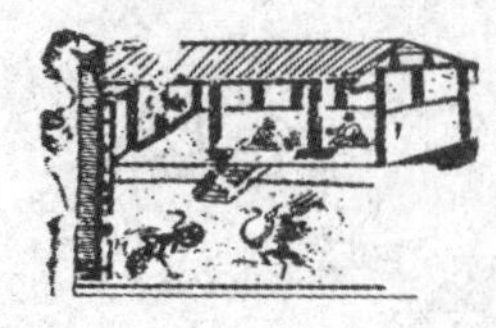

第八节　痔　疮

痔疮多因久立、久坐、妊娠、便秘、腹泻，或饮食不节，过食厚味、生冷辛辣等，以致气血下坠，结聚肛门而成。临床上分为内痔和外痔两类。

内痔：多见于中壮年人，由风、湿、燥、热四气相结合而成。症见内痔在齿状线以上（即肛门内）大便出血，或排便困难等。

外痔：在齿线以下，突出在肛外，多见于便秘后，肛门部有异物感，初起较小，逐渐增大，较硬而不出血，发作时肿胀疼痛。

一、内痔草药方

［方1］

五倍子叶60克，桑树根30克，鸡冠花12克，猪胆汁1个。

［用法］

将药物煎后，外搽洗患处，每日2次。

［方2］

马齿苋30克，芦竹笋30克，苦参12克，槐角子12克。

［用法］

将药物煎服，每日3次。

［方3］

棉花籽30克，车前子30克，蛇床子12克，薄荷10克。

［用法］

将药物煎后，外搽洗肛门；或趁热熏洗，每日2次。

［方4］

地龙20克，蜣螂6个，荆芥穗30克，黄蜡30克。

［用法］

将药物捣烂或研细末，用黄蜡熔入成形，插入肛中上下滑

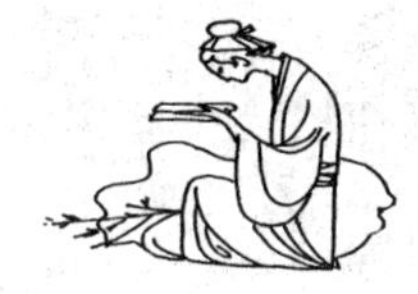

动，每日数次。

[方5]

猪大肠头2只，萝卜250克，老鹳草12克，槐米12克。

[用法]

将药物煎服，每日1次。

[方6]

鱼腥草30克，枸杞根20克，马齿苋20克，绿豆12克。

[用法]

将药物煎服，或研细末，调拌蜂蜜冲服，每日3次。

[方7]

蓝布正30克，岩枇杷30克，青果核20克，桃仁6克。

[用法]

将药物研细末，调拌蜂蜜，外涂搽肛门。

[方8]

五倍子30克，石菖蒲20克，鸡血藤12克，老鹳草20克。

[用法]

将药物煎热，外熏洗坐浴，每日1次。

二、外痔草药方

[方1]

威灵仙根30克，红鸡冠花20克，槐花20克，藕节12克。

[用法]

将药物煎服，或煎后搽洗肛门处。

[方2]

牛蒡子根30克，田螺2个，猪苦胆1个，红糖30克。

[用法]

将药物研细末，调拌熬制成膏，敷贴患处。

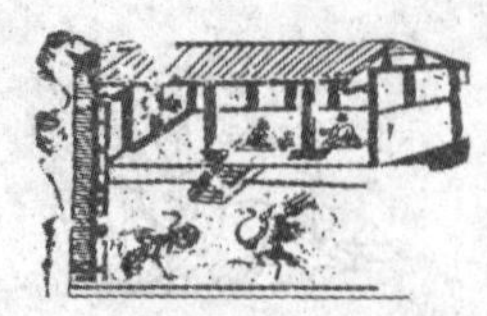

[方3]

桑螵蛸30克,鱼腥草60克,马齿苋30克,侧柏叶30克。

[用法]

将药物煎服,每日3次。

[方4]

老丝瓜1个,新槐树花20克,金盏草30克,菊花20克。

[用法]

将药物研细末,调拌蜂蜜,敷贴患处。

[方5]

地瓜藤根30克,苍耳草30克,千里光30克,独脚莲6克。

[用法]

将药物煎后,外熏洗肛门,每日1次。

[方6]

葎草60克,黄瓜根30克,车前草60克,铁帚把20克。

[用法]

将药物煎服,每日3次。

[方7]

田螺3个,地龙20克,芙蓉叶12克,石菖蒲3克。

[用法]

将药物研细末,调拌蜂蜜或鸡蛋清,敷贴患处。

[方8]

野油菜12克,桑叶10克,萝卜叶12克,鲜荷叶12克,金樱子12克。

[用法]

将药物煎服,每日3次。

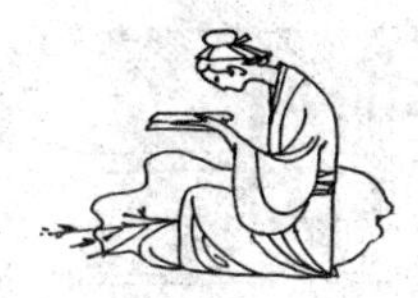

第九节 流 注

流注多因暑湿火毒,行窜经络;或气滞血瘀,停聚肌肉经脉;或毒邪侵袭等所致。好发于四肢躯干肌肉丰厚之处,症见局部漫肿酸痛等。根据不同原因引起的流注,临床上分为暑湿流注、余毒流注、瘀血流注三类。

暑湿流注:多发于夏末秋初,在四肢或躯干出现软块物,有酸痛、胀痛之感。

余毒流注:发病症状与暑湿流注相同,但发病前往往有疔疮、痧痘、伤寒等热毒之邪致病的病史。摸之块硬,有压痛感。

瘀血流注:多因劳伤筋脉,经络内瘀血阻塞,或跌打损伤,血结瘀块,或产后恶露停滞而致。症见结块稍肿,微热,按之痛。

一、暑湿流注草药方

[**方** 1]

车前草 60 克,金银花 20 克,牛膝根 20 克,紫花地丁 20 克。

[**用法**]

将药物煎服,或捣烂敷贴患处。

[**方** 2]

首乌叶 60 克,赤葛根 60 克,油桐子 1 个,韭菜叶 20 克。

[**用法**]

将药物捣烂,敷贴患处。

[**方** 3]

芙蓉花叶 60 克,野茄菜 60 克,垂盆草 60 克,石菖蒲 20 克。

[**用法**]

将药物捣烂,敷贴患处。

[方4]

一窝蛆根60克,荆芥叶60克,化香叶30克,白凤仙花20克。

[用法]

将药物煎服,或捣烂敷贴患处。

[方5]

荷叶20克,西瓜皮60克,蒲公英20克,虎杖20克。

[用法]

将药物煎服,每日3次。

二、余毒流注草药方

[方1]

闹羊花根20克,茵陈根20克,松树叶20克,谷糠油6克。

[用法]

将药物捣烂取汁,调拌谷糠油,敷贴患处。

[方2]

糯米根30克,毛箭60克,冬苋菜30克,芝麻油10克。

[用法]

将药物捣烂或研细末,敷贴患处。

[方3]

桑寄生60克,杉树寄生60克,三匹风30克,绿豆20克。

[用法]

将药物研细末,调拌鸡蛋清,敷贴患处。

[方4]

葱汁10克,菊花露6克,银花露6克,丝瓜叶20克。

[用法]

将药物捣烂调拌,敷贴患处。

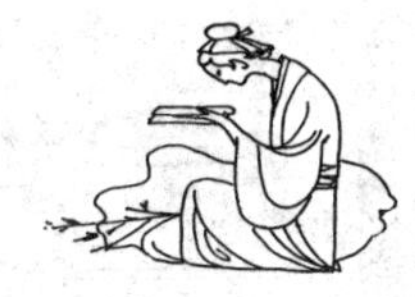

［方5］

芙蓉叶30克，桑叶20克，荷叶20克，柳树枝叶20克，竹叶20克。

［用法］

将药物捣烂，调拌食醋，敷贴患处。

三、瘀血流注草药方

［方1］

铁骨消树皮10克，田螺3个，黄丹20克，芝麻油60克。

［用法］

将药物研细末后，调拌芝麻油，敷贴患处。

［方2］

鹅不食草60克，芫花20克，牛膝20克，食醋60克。

［用法］

将药物捣烂，调拌食醋，敷贴患处。

［方3］

山石榴根60克，壁虎20克，黑豆60克，猪骨1千克。

［用法］

将药物炖服，每日1次，连服3日。

［方4］

鸡血藤30克，山楂20克，棉花根30克，地龙20克。

［用法］

将药物捣烂，敷贴患处。

［方5］

金果榄20克，刺梨根20克，金樱子根20克，鱼腥草60克。

［用法］

将药物研细末，调拌凡士林，敷贴患处。

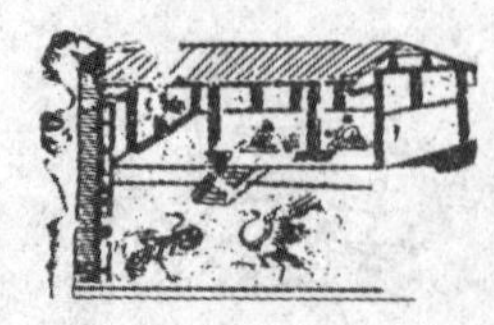

第十节　癣　症

癣症多因脾胃湿热蕴蒸;或感受风毒,凝聚经络皮肤;或外邪袭入,气血失润,皮肤干枯而成。临床上根据引起癣症的原因不同,分为头癣、手癣、足癣、牛皮癣、顽癣等种类。

头癣:多因剃发时腠理洞开,外风袭入,结聚不散,或脾胃湿热蕴蒸,上攻头皮,或不洁之物染毒所致。

手癣:多因感受风毒,凝聚皮肤,气血失润,或外邪感染而致。

足癣:多因脾胃二经湿热下注,或久居湿地,水浆浸渍,或感受外邪所致。

牛皮癣:多因风邪凝聚,郁而化热,耗伤阴血,皮肤失养所致。

顽癣:多为各种癣病经久不愈,见奇痒难忍等。

一、头癣草药方

[方 1]

苦瓜 12 克,茄子 12 克,韭菜 12 克,鸡蛋清 1 个。

[用法]

将药物捣烂,调拌后敷贴患处。

[方 2]

苦楝子 6 个,五倍子 20 克,桑葚子 12 克,野菊花 60 克。

[用法]

将药物捣烂取汁,涂搽患处。

[方 3]

露蜂房 20 克,蚌壳 14 克,川花椒 20 克,芝麻油 60 克。

[用法]

将前三味药物捣烂取汁,调芝麻油敷贴患处。

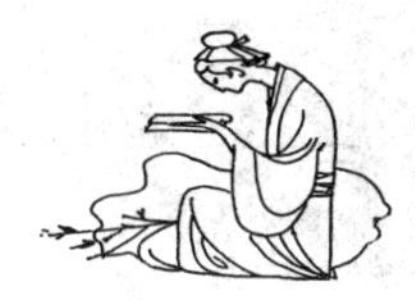

[方4]

紫草根20克，白头翁20克，猪苦胆1个，土槿皮30克。

[用法]

将药物煎后，外洗头部，每日3次。

[方5]

蒲公英30克，荷叶20克，地龙20克，荆芥6克，葱白6克。

[用法]

将药物捣烂取汁，涂敷患处。

二、手癣草药方

[方1]

鲜仙人掌60克，白鲜皮20克，苦参20克，地肤子12克。

[用法]

将药物捣烂取汁，调拌葱汁，将手浸泡在药汁中。

[方2]

侧柏叶60克，紫草20克，人乳20克，芝麻油60克。

[用法]

将药物捣烂取汁，调拌芝麻油、人乳，敷贴或涂搽患处。

[方3]

鲜仙人掌20克，枸杞嫩叶尖60克，地骨皮12克，地龙12克。

[用法]

将药物捣烂取汁，涂搽手部患处。

[方4]

白凤仙花叶60克，鱼腥草60克，葱30克，米醋20克。

[用法]

将药物煎水，熏洗患处。

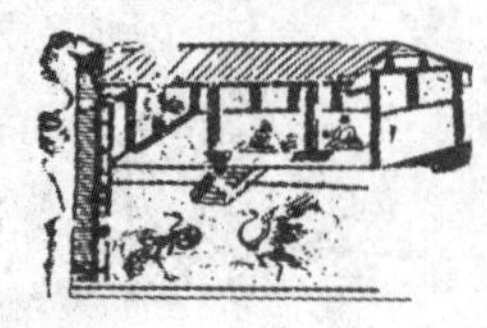

［方 5］

鸡冠花 20 克，鲜柏叶 20 克，夏枯草 30 克，地龙 20 克。

［用法］

将药物煎水后，趁热外搽洗患处。

三、足癣草药方

［方 1］

艾叶 60 克，蒜头 20 克，刘寄奴根 20 克，米糠 12 克。

［用法］

将药物煎后，浸泡双足，每次 15 分钟。

［方 2］

苦李根 30 克，石榴皮 30 克，大飞扬 12 克，透骨草 20 克。

［用法］

将药物煎水后，熏蒸双足。

［方 3］

半边莲 30 克，土荆皮 20 克，白果树叶 30 克，黄荆子叶 60 克。

［用法］

将药物煎后，搽洗双足。

［方 4］

菊花 60 克，紫花地丁草 6 克，海螵蛸 60 克，冰片 6 克。

［用法］

将药物捣烂取汁或研细末，调拌凡士林，涂搽患处。

［方 5］

断肠菜 30 克，虎耳草 30 克，马齿苋 30 克，淘米水 250 克。

［用法］

将药物煎后，趁热浸泡双足。

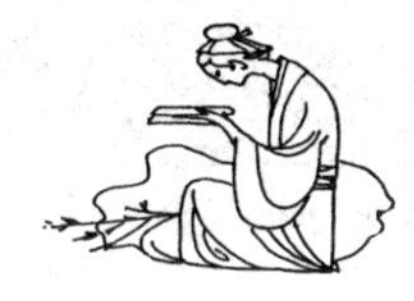

四、牛皮癣草药方

[方1]

白茅根60克,韭菜根60克,冰片3克,芝麻油30克。

[用法]

将前三味药物捣烂取汁,调芝麻油涂搽患处。

[方2]

蒲公英60克,核桃树皮60克,斑蝥2克,鸡蛋清4个。

[用法]

将药物捣烂或研细末,调拌鸡蛋清,敷贴患处。

[方3]

金银花60克,乌梅20克,土茯苓20克,金钱草60克。

[用法]

将药物捣烂取汁,涂搽患处。

[方4]

石榴皮30克,金毛狗脊20克,千年健20克,葱白12克。

[用法]

将药物煎后,浸洗患处。

[方5]

紫荆皮60克,生南星20克,苍耳子根20克,槐树叶60克。

[用法]

将药物捣烂,敷贴患处。

五、顽癣草药方

[方1]

腊梅树嫩叶6片,老柑皮10克,五倍子6克,芝麻油30克。

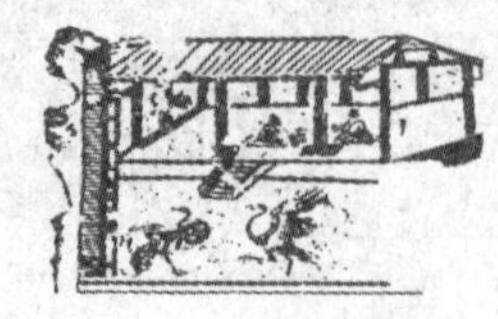

[用法]

将前三味药物捣烂取汁，调拌芝麻油，敷贴患处。

[方2]

苦楝树花60克，百部20克，红辣椒10克，土大黄20克。

[用法]

将药物煎后，熏洗患处。

[方3]

羊蹄根60克，凤仙花60克，苦楝根60克，酒精40克。

[用法]

将三味药物浸泡于酒精中，然后涂搽患处。

[方4]

龙眼核20克，皂角刺12克，臭梧桐树根皮20克，水芥菜30克。

[用法]

将药物研细末，调拌蜂蜜，敷贴患处。

[方5]

苦参20克，鸦胆子12克，杏仁14克，川楝肉30克。

[用法]

将药物捣烂，敷贴患处。

第十一节　骨　折

骨折多因突然遭受直接或间接暴力，或筋肉牵拉，或持续性劳损等所致。临床上分为一般骨折和严重骨折两类。草药方主要作为骨折的辅助治疗。

一般骨折：多发生于四肢。见骨折或错裂，多为断折一处，或骨膜损伤，或单纯骨折而无内脏损伤。

严重骨折：多发生头、胸、背脊、四肢。见多处骨折，或同时

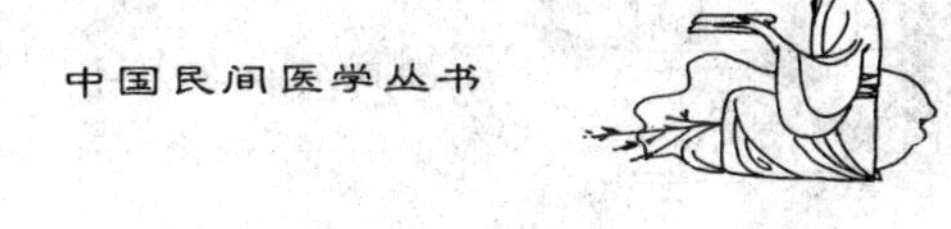

损伤内脏、经络、血脉。

一、一般骨折草药方

[方1]

大白背全草60克,小叶买麻藤叶60克,薄荷梗12克,葱白8克。

[用法]

将药物捣烂,敷贴患处。

[方2]

七叶莲60克,两面针根30克,山柠檬20克,透骨消20克。

[用法]

将药物捣烂,敷贴患处。

[方3]

苎麻根30克,酢浆草20克,岩五加根20克,地蜂子10克。

[用法]

将药物捣烂,调拌白酒,敷贴患处。

[方4]

水冬瓜30克,骨碎补30克,蜘蛛香20克,满天星20克。

[用法]

将药物捣烂,调拌芝麻油,敷贴患处。

[方5]

鬼针草20克,凤仙花根20克,土大黄20克,栀子12克。

[用法]

将药物研细末,调拌面粉,敷贴患处。

[方6]

杨梅树根皮30克,桑树皮60克,石菖蒲10克,鸡血藤20克。

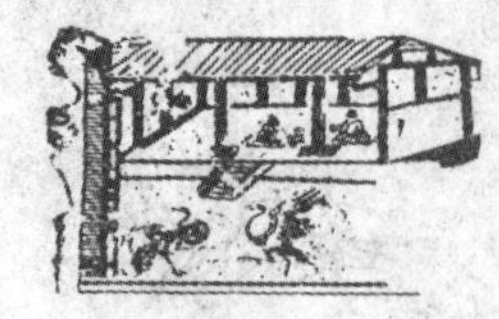

[用法]

将药物捣烂,敷贴患处。

[方7]

葡萄根60克,大接骨丹叶60克,五爪金龙叶60克,大黄泡叶60克。

[用法]

将药物捣烂,敷贴患处。

[方8]

虎杖20克,红花12克,四块瓦12克,八角枫根12克。

[用法]

将药物捣烂外敷,或煎后内服。

[方9]

月季花12克,凤仙花12克,自然铜6克,土鳖虫12克。

[用法]

将药物研细末,调拌凡士林,敷贴患处。

二、严重骨折草药方

[方1]

狗骨250克,鸡蛋壳粉12克,鸡血藤30克,当归12克,生姜3片。

[用法]

将药物煎服,每日1次,连服7日。

[方2]

金银花藤30克,山椒根皮20克,骨碎补30克,山螃蟹60克,自然铜8克。

[用法]

将药物研细末,熬炼成膏,敷贴患处。

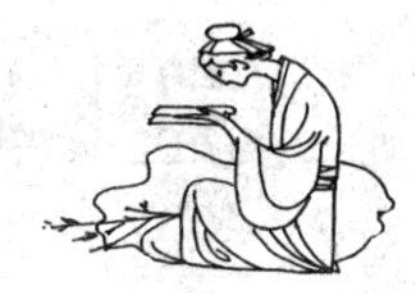

[方3]

鹅不食草20克,山螃蟹60克,韭菜20克,生姜10克。

[用法]

将药物捣烂,敷贴患处。

[方4]

土三七20克,山当归12克,马蹄金14克,牛膝20克,老鹳草20克。

[用法]

将药物捣烂,调拌葱汁,敷贴患处。

[方5]

蜣螂5个,地牯牛5个,苎麻根30克,马钱子3克。

[用法]

将药物研细末,调拌姜汁、鸡蛋清,敷贴患处。

[方6]

凤尾草60克,毛冬青16克,青棉花秆60克,接骨丹根30克。

[用法]

将药物研细末,调拌面粉,敷贴患处。

[方7]

木棉树皮12克,木桐树皮12克,山萝树皮12克,柳树皮12克。

[用法]

将药物研细末,调拌凡士林或芝麻油,敷贴患处。

[方8]

大血藤20克,白芍12克,黑牵牛12克,见血飞8克。

[用法]

将药物内服,或外敷。

[方9]

地龙20克,芙蓉树皮60克,杨树皮30克,榆树皮30克。

[用法]

将药物研细末或捣烂，敷贴患处。

第十二节 损 伤

损伤多因人体突然受到外界因素的伤害，引起皮肉、筋骨、脏腑等组织的破坏。临床上分为损伤经筋，损伤络脉、经脉，损伤肌肉、韧带等类型。

损伤经筋：多因外界暴力猛烈撞击，或跌仆、强力扭转等，引起经筋损伤或功能障碍。

损伤络脉、经脉：多因外界之力袭击，造成络脉、经脉断裂，引起局部红肿疼痛、气滞血瘀而活动受限，功能丧失。

损伤肌肉、韧带：多因外界暴力猛烈撞击，或跌仆劳损，引起肌肉、韧带损伤，活动功能受限及疼痛等。

一、损伤经筋草药方

[方1]

土三七6克，一枝蒿3克，牛膝6克，大血藤30克。

[用法]

将药物捣烂，调拌白酒，敷贴患处。

[方2]

通花根20克，臭草根20克，血当归12克，土鳖虫20克。

[用法]

将药物研细末，调拌芝麻油或凡士林，敷贴患处。

[方3]

刺梨根60克，伸筋草60克，水冬瓜根60克，生姜12克。

[用法]

将药物煎后，熏洗患处。

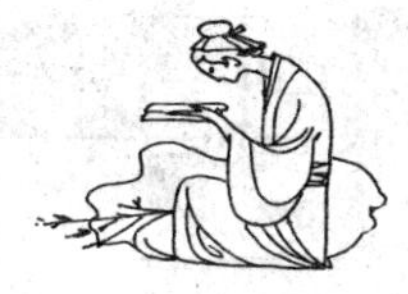

[方4]

马鞭草12克，酸浆草30克，杨梅树皮20克，老松香0.3克。

[用法]

将药物研细末，熬炼成膏剂，敷贴患处。

[方5]

香附子20克，桑叶20克，芙蓉叶20克，兰花根20克。

[用法]

将药物捣烂，调拌白酒或鸡蛋清，敷贴患处。

[方6]

夏枯草30克，过江龙20克，仙桃草30克，一支箭20克。

[用法]

将药物捣烂，敷贴患处。

二、损伤络脉、经脉草药方

[方1]

过山青叶6克，一支箭根20克，四块瓦30克，八爪金龙30克。

[用法]

将药物用白酒浸泡，内服外搽。

[方2]

金钱草30克，马蹄金30克，野棉花根20克，爬山虎20克。

[用法]

将药物捣烂，敷贴患处。

[方3]

牛耳大黄12克，三棵针20克，独脚莲12克，龙胆草20克。

[用法]

将药物捣烂，调拌蛋清，敷贴患处。

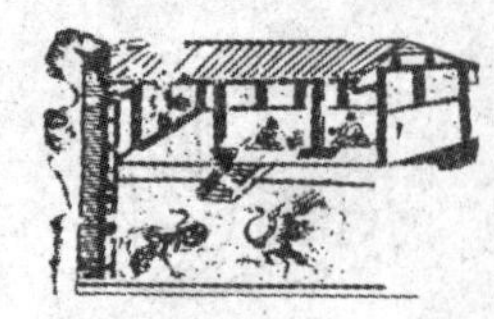

[方4]

鹅不食草60克,遍地锦60克,三七30克,地龙20克。

[用法]

将药物捣烂,敷贴患处。

[方5]

透骨草30克,伸筋草30克,桑枝20克,葱白12克。

[用法]

将药物捣烂,敷贴患处。

[方6]

铁罗汉叶30克,鱼腥草20克,满天星20克,首乌叶20克。

[用法]

将药物捣烂,敷贴患处,或研细末用白酒吞服。

三、损伤肌肉、韧带草药方

[方1]

三分三20克,土叶莲12克,白花丹20克,红刺老包20克。

[用法]

将药物捣烂,调拌芝麻油,敷贴患处。

[方2]

野凤仙花根20克,酸浆草20克,地星宿30克,赤葛根20克。

[用法]

将药物捣烂,调拌白酒,敷贴患处。

[方3]

韭菜叶20克,葱白20克,丝瓜藤20克,老姜6克。

[用法]

将药物捣烂,敷贴患处。

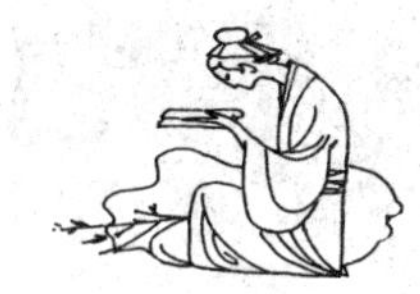

[方4]

仙人掌20克,凤仙花叶12克,地锦草12克,生栀子12克。

[用法]

将药物捣烂,调拌白酒或芝麻油,敷贴患处。

[方5]

螃蟹20克,金樱根30克,杨梅根皮30克,桑根30克。

[用法]

将药物捣烂,调拌姜汁、白酒、芝麻油,敷贴患处。

[方6]

蒲公英20克,透骨草30克,荷叶20克,南瓜瓤30克。

[用法]

将药物捣烂,敷贴患处。

第十三节 内 伤

内伤多因外界暴力侵犯人体,或用力过度、屏气而引起,或跌仆坠落、拳击或各种机械冲撞所致,临床上分为头部内伤、胸背内伤、腹部内伤等类型。

头部内伤:多因外界暴力袭击,使头部脑髓震荡,引起内伤,症见呕吐、昏迷、头昏、头痛等。

胸背内伤:多因跌仆、挤压等外界暴力袭击,使胸背气滞血瘀,引起胸背疼痛、咳嗽、呼吸时痛剧等症状。

腹部内伤:多因外界暴力袭击,损伤内脏,引起大便出血、小便不通、腹部胀痛等。

一、头部内伤草药方

[方1]

香茅草20克,蜘蛛香12克,艾叶12克,桃仁12克,山楂12克。

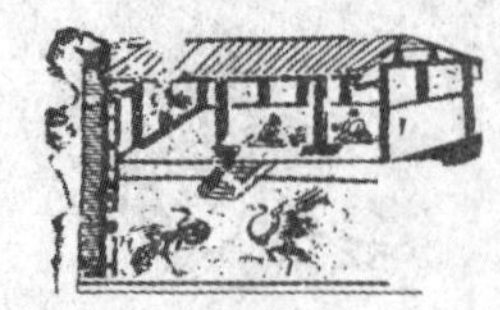

[用法]

将药物煎服,或浸泡白酒后吞服。

[方2]

一枝蒿6克,山藤藤30克,黄荆子12克,黄瓜根12克。

[用法]

将药物捣烂,敷贴头部。

[方3]

积雪草30克,止痛草20克,七叶莲12克,老鹳草30克。

[用法]

将药物捣烂,调拌白酒,敷贴头部。

[方4]

梧桐树根皮60克,刺老包20克,韭菜根20克,生姜10克。

[用法]

将药物捣烂,敷贴患处。

[方5]

羊脑80克,葱白30克,桃仁12克,枳实12克。

[用法]

将药物捣烂,敷贴头部。

二、胸背内伤草药方

[方1]

野红花根60克,大血藤60克,香附20克,葱白12克。

[用法]

将药物煎服,或捣烂,敷贴患处。

[方2]

桑寄生20克,地龙20克,螃蟹1个,韭菜60克。

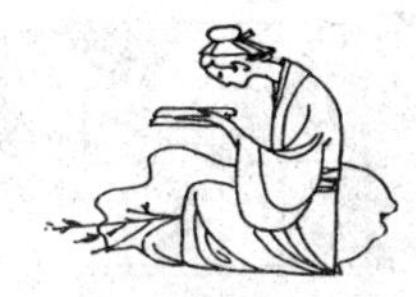

［用法］

将药物捣烂，调拌白酒少许，敷贴患处。

［方 3］

丝瓜根 30 克，南瓜根 30 克，鸡血藤 20 克，海风藤 30 克。

［用法］

将药物煎服，每日数次。

［方 4］

茄瓜根 20 克，赤小豆 20 克，香附 6 克，丝瓜络 30 克。

［用法］

将药物捣烂，调拌鸡蛋清，敷贴胸背部。

［方 5］

旱莲草 60 克，荷花瓣 60 克，郁金 14 克，瓜蒌仁 12 克。

［用法］

将药物煎服，或捣烂，敷贴患处。

三、腹部内伤草药方

［方 1］

南风藤 30 克，兔耳风 30 克，小血藤 30 克，铁线草 30 克，柳树细根 30 克。

［用法］

将药物研细末，调拌蜂蜜冲服，或敷贴患处。

［方 2］

鹿衔草 20 克，箭杆风 30 克，鸡矢藤 30 克，芭蕉根 20 克。

［用法］

将药物捣烂，调拌白酒，敷贴患处。

［方 3］

白茅根 60 克，韭菜根 60 克，皂角刺 30 克，泽兰叶 30 克。

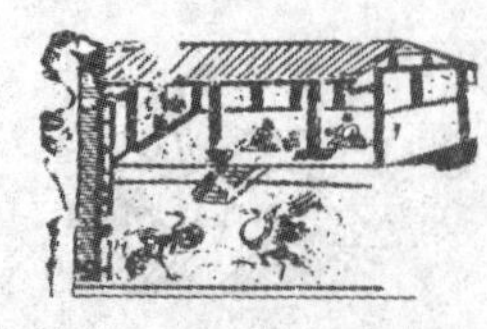

[用法]

将药物捣烂,调拌鸡蛋清,敷贴患处。

[方4]

大蒜12克,韭菜30克,胡椒6克,槟榔12克。

[用法]

将药物捣烂,调拌芝麻油或白酒,敷贴患处。

[方5]

金樱子20克,五倍子3克,田螺1个,山楂20克。

[用法]

将药物研细末,调拌蜂蜜冲服,每日2次。

第十四节 肩 痹

肩痹多因六淫外邪袭击,使肩部经络、经脉受阻,造成气滞血瘀而成。临床分为肩部寒痹、肩部湿痹、肩部行痹等类型。

肩部寒痹:多因寒邪留聚肩部,症见肩关节疼痛剧烈,遇寒冷则痛加重,遇热痛缓。

肩部湿痹:多因湿邪侵袭经络,症见肩部痛点固定,肩部沉重,手指端麻木,活动受限。

肩部行痹:多因风邪入里,症见痛处游走不定,疼痛时作时止。

一、肩部寒痹草药方

[方1]

桑寄生12克,枫香寄生12克,小刺桑根30克,毛青冈30克。

[用法]

将药物浸泡白酒后吞服,或捣烂后调拌白酒,敷贴患处。

[方2]

麻布袋20克,山乌龟20克,常春藤30克,草乌12克。

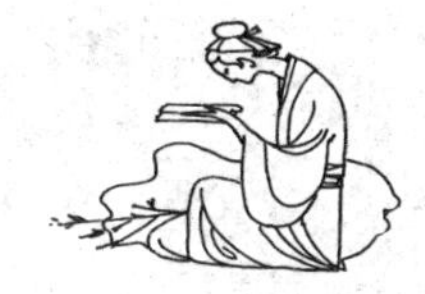

[用法]

将药物捣烂后，调拌白酒，敷贴患处。

[方3]

白凤仙根30克，臭梧桐20克，韭菜20克，大蒜8克。

[用法]

将药物捣烂后，调拌麻油或蛋清、生姜汁，敷贴患处。

[方4]

凌霄花根30克，梅枝20克，菊花梗20克，木瓜12克。

[用法]

将药物捣烂或研细末，调拌凡士林或白酒，敷贴患处。

[方5]

透骨草20克，鸡血藤20克，九香虫12克，刺梨根20克。

[用法]

将药物捣烂，敷贴患处。

二、肩部湿痹草药方

[方1]

黄葛根20克，桐子寄生12克，钩藤根30克，乌梢蛇20克。

[用法]

将药物泡白酒吞服，每日1次。

[方2]

钻地风20克，生姜10克，葱白60克，丝瓜络20克。

[用法]

将药物捣烂，敷贴患处。

[方3]

千年矮30克，金银花20克，柳树枝20克，透骨草30克。

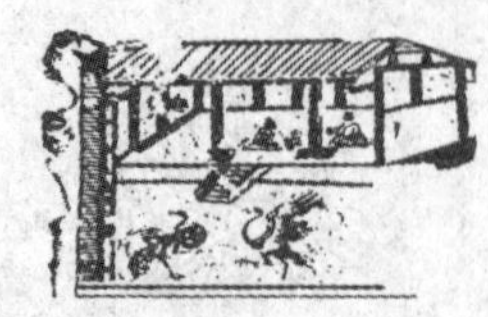

[用法]
将药物捣烂后，调拌白酒，敷贴患处。
[方4]
爬壁藤叶30克，枇杷叶30克，艾叶30克，花椒6克。
[用法]
将药物捣烂，调拌白酒或芝麻油、蛋清，敷贴患处。
[方5]
虎杖20克，木芙蓉叶20克，苎麻叶14克，葱白8克。
[用法]
将药物捣烂，敷贴患处。

三、肩部行痹草药方

[方1]
五香血藤20克，八角枫20克，仙桃草20克，老鹳草30克。
[用法]
将药物煎服，每日3次。
[方2]
香樟皮14克，岩爬藤20克，闹羊花20克，追风伞20克。
[用法]
将药物捣烂，敷贴患处。
[方3]
桑枝30克，地龙20克，鸡血藤30克，刺梨20克。
[用法]
将药物捣烂后，调拌白酒，敷贴患处。
[方4]
蓖麻秆30克，楝根皮12克，小茴香20克，蒲公英30克。

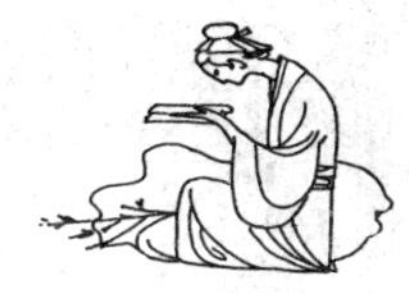

[用法]

将药物煎服,或捣烂后敷贴患处。

[方5]

椿树枝20克,柳树枝20克,桑树枝20克,榆树枝20克。

[用法]

将药物捣烂后,调拌白酒,敷贴患处。

第十五节　颈　痛

颈痛多因风寒侵袭,或长期低头工作,或肝肾不足,筋骨懈惰、骨节变形等引起。临床上分为颈部失枕、颈痹等类型。

颈部失枕:多因睡眠姿势不良,遭受风寒侵袭,使颈部气血凝滞,经络痹阻而僵凝疼痛。

颈痹:多见于40岁以上患者,由于长期低头工作,筋骨受损,骨质退化,引起颈痛或活动受阻。

一、颈部失枕草药方

[方1]

骨碎补20克,枸杞12克,鸡血藤30克,三七12克。

[用法]

将药物泡白酒吞服,或外用涂搽患处。

[方2]

葛根20克,蒲公英20克,老鹳草20克,生姜12克。

[用法]

将药物捣烂,调拌白酒,敷贴患处。

[方3]

马蹄草20克,扁担叶30克,地胡椒12克,火葱6克。

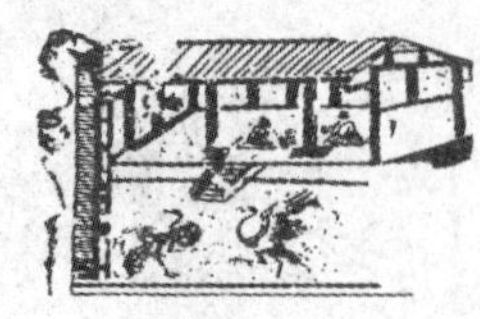

[用法]

将药物捣烂,调拌芝麻油,敷贴患处。

[方 4]

箭杆风 30 克,伸筋草 30 克,九节风 30 克,活麻根 30 克。

[用法]

将药物炒热后,外用热熨患处。

[方 5]

散寒草 30 克,马蹄草 20 克,红血藤 20 克,柑子叶 20 克。

[用法]

将药物炒热后,用纱布包扎,外熨烫患处。

二、颈痹草药方

[方 1]

地骨皮 12 克,土鳖虫 6 克,铁筷子 30 克,九龙藤根 30 克。

[用法]

将药物泡白酒吞服,或外用涂搽患处。

[方 2]

虎杖 30 克,岩五加 12 克,凤仙花秆 12 克,杜鹃根 20 克。

[用法]

将药物捣烂,调拌白酒,敷贴患处。

[方 3]

骨碎补 20 克,接骨丹根 30 克,酸浆草 30 克,牛膝 12 克。

[用法]

将药物浸泡白酒或捣烂,敷贴患处。

[方 4]

金钱草 30 克,大血藤 30 克,舒筋草 20 克,搜山虎 20 克。

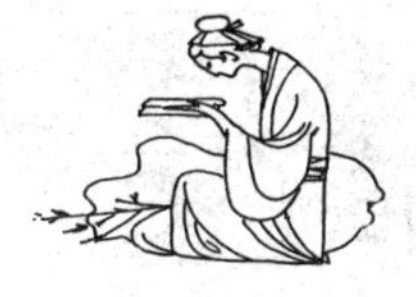

[用法]

将药物煎服,每日数次,或研细末,调拌白酒吞服,或捣烂敷贴患处。

[方5]

大血藤20克,见血飞12克,刺老包根20克,核桃树皮12克。

[用法]

将药物炒热后,敷贴或熨烫患处。

第十六节 腰痛

腰痛多因腰部突然扭、挫,使患部气滞血瘀,或长期腰部弯曲、姿势不正、腰肌劳损等所致。临床上分为腰扭挫伤、腰肌劳损两类。

腰扭挫伤:多因间接暴力引起腰部筋肉经络气血瘀滞、气机不通,以致筋膜扭闪、骨节错缝等。

腰肌劳损:多因肝肾亏虚、骨髓不足、气血失调、长期劳损等所致。

一、腰扭挫伤草药方

[方1]

龙牙草30克,络石藤30克,虎杖30克,鸡血藤30克,生姜2克。

[用法]

将药物煎服,每日3次。

[方2]

土鳖虫4个,葱白5根,生姜60克,丝瓜藤30克。

[用法]

将药物捣烂,调拌白酒,敷贴患处。

[方3]

夜交藤30克,桑寄生12克,菟丝子12克,胡桃肉20克。

[用法]

将药物研细末,调拌蜂蜜冲服,每日3次。

[方4]

黄荆叶60克,艾叶60克,山豆根60克,生姜20克。

[用法]

将药物捣烂,加热后外熨患部。

[方5]

小茴香30克,葱白20克,食盐60克,桂枝20克。

[用法]

将药物捣烂,加热后外熨患部,或捣烂敷贴。

二、腰肌劳损草药方

[方1]

泽兰叶16克,刀豆壳20克,金毛狗脊12克,韭菜根12克。

[用法]

将药物捣烂,敷贴患处。

[方2]

辣椒叶12克,棉花籽12克,艾叶60克,鸡血藤30克。

[用法]

将药物捣烂,加热后,外熨烫患处。

[方3]

车前草30克,伸筋草30克,威灵仙12克,桑寄生20克。

[用法]

将药物泡白酒吞服,每日1次。

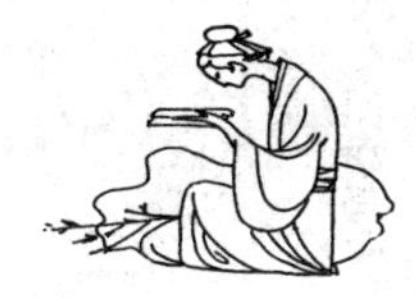

[方 4]

猪腰 1 枚,大刀豆壳 12 克,益智仁 12 克,破故纸 12 克。

[用法]

将药物煎后食猪腰,喝汤,每日 2 次。

[方 5]

木瓜 30 克,桑叶 20 克,红枣 12 克,香附子 12 克。

[用法]

将药物煎服,每日 3 次。

第十七节　四肢风湿

四肢风湿多因风邪、湿邪相结合,留聚四肢部位,或寒热之邪入里而致,症见骨节烦痛,不得屈伸,按之则痛剧等。临床上分为风痹、热痹、寒痹、湿痹等类型。

四肢风痹:多因风邪入于经络,症见肌肉疼痛,游走不定,反复无常。

四肢热痹:多因湿热之邪入里,症见关节红肿热痛,运动困难,伴有发热、口渴、多汗、尿赤,脉滑数等。

四肢寒痹:多因寒邪入里,走窜经络所致,症见关节疼痛,痛有定处,遇寒痛加重,遇热痛缓,运动障碍等。

四肢湿痹:多因湿邪偏盛所致,症见疼痛固定、四肢沉重、肌肤麻木、活动受限及肢体无力等。

一、四肢风痹草药方

[方 1]

千年健 30 克,月月红 12 克,海桐皮 12 克,龙胆草 20 克,伸筋草 20 克。

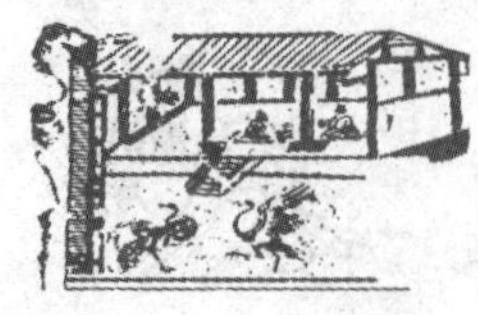

[用法]

将药物煎服,或捣烂敷贴患处。

[方2]

牛膝根20克,花椒根20克,兔耳风20克,舒筋草20克。

[用法]

将药物捣烂,调拌白酒,敷贴患处。

[方3]

伸筋草20克,大血藤30克,茴香根20克,牛膝20克。

[用法]

将药物泡白酒,内服或敷贴患处。

[方4]

火麻根30克,茜草根30克,骨碎补20克,老鹳草30克。

[用法]

将药物捣烂后加热,敷贴熨烫患处。

[方5]

刺梨20克,七叶莲根20克,透骨草30克,满山红20克。

[用法]

将药物煎服,或捣烂敷贴患处。

二、四肢热痹草药方

[方1]

鱼腥草30克,桑枝20克,地胡椒20克,苏叶20克。

[用法]

将药物煎服,每日3次。

[方2]

杨柳树根皮30克,大风藤30克,香茅草30克,搜山虎30克。

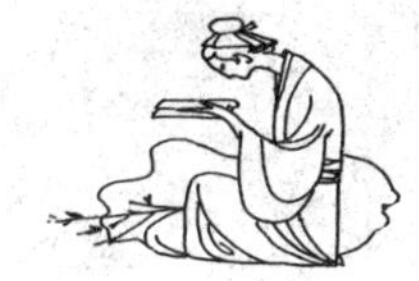

[用法]

将药物浸泡白酒吞服。

[方3]

石楠藤30克,毛青冈30克,爬山虎20克,路路通20克。

[用法]

将药物捣烂,调拌白酒,敷贴患处。

[方4]

红浮萍12克,苍耳子14克,香樟根20克,葱头6克。

[用法]

将药物捣烂,调拌蛋清、芝麻油,敷贴患处。

[方5]

大青叶20克,荷叶20克,穿心莲12克,地龙20克,鱼腥草20克。

[用法]

将药物捣烂,敷贴患处。

三、四肢寒痹草药方

[方1]

马蹄草20克,石菖蒲20克,火葱30克,麦麸30克。

[用法]

将药物炒热后,熨烫患部。

[方2]

箭杆风20克,九节风20克,破骨风20克,金刚藤30克。

[用法]

将药物捣烂,敷贴患部。

[方3]

香樟根20克,八角枫12克,火麻根20克,大山羊根20克。

[用法]

将药物煎服,每日数次。

[方4]

透骨草30克,马鞭草20克,大血藤30克,木瓜30克。

[用法]

将药物捣烂,调拌白酒,敷贴患处。

[方5]

石菖蒲20克,艾叶20克,松香6克,巴豆6克,生姜6克。

[用法]

将药物捣烂,敷贴患处。

四、四肢湿痹草药方

[方1]

四楞筋骨草30克,骨碎补60克,八角枫根60克,棕树根60克。

[用法]

将药物浸泡白酒吞服,每日1次。

[方2]

棕树根20克,八角枫根20克,蜘蛛香20克,牛膝根30克。

[用法]

将药物研细末,熬炼成膏剂,敷贴患处。

[方3]

含羞草30克,茅根20克,一味药20克,伸筋草30克。

[用法]

将药物捣烂,调拌白酒,敷贴患处。

[方4]

大鹅儿肠30克,阎王刺30克,地瓜藤30克,三角风16克。

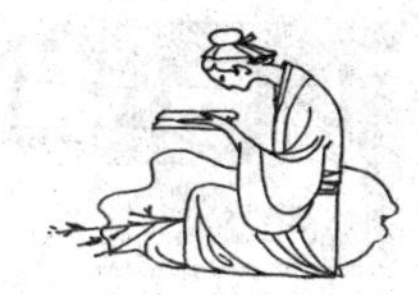

［用法］

将药物煎服，每日 2 次。

［方 5］

水蜈蚣 20 克，五爪龙 20 克，见肿消 20 克，活血藤 20 克。

［用法］

将药物捣烂，调拌白酒、麻油，敷贴患处。

第十八节　虫蛇咬伤

虫蛇咬伤多为各种虫、蛇直接伤害人体，毒邪侵入经络血脉所致。症见患部红肿疼痛、麻木及全身无力等。临床分为虫咬伤、蛇咬伤两类。

虫咬伤：多因各种有毒虫咬伤所致，引起皮肤红肿热烫、疼痛难忍等症状。

蛇咬伤：多因各种剧毒蛇咬伤所致，出现伤后出血、皮肤红肿变色、心慌气紧、脸色大变、呼吸困难等症状。应尽快送医院救治。草药治疗仅作为应急处理或辅助治疗。

一、虫咬伤草药方

［方 1］

野菊花 30 克，鱼腥草 30 克，酢浆草 30 克，大蒜 6 克。

［用法］

将药物捣烂，敷贴患处。

［方 2］

蒲公英 30 克，紫花地丁 20 克，半边莲 20 克，金银花藤 20 克。

［用法］

将药物煎后，外用涂搽患处。

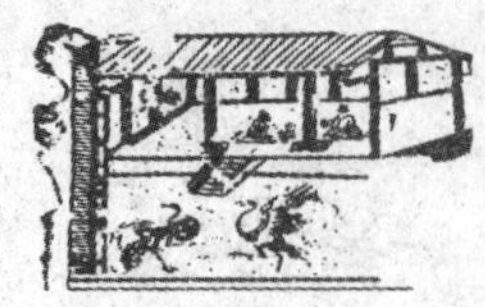

[方3]

人乳12克,鸡蛋清1个,枫树叶12克,荷叶20克。

[用法]

将药物捣烂,敷贴患处。

[方4]

地龙20克,肿节风20克,水田七20克,一枝香20克。

[用法]

将药物捣烂,调拌麻油,敷贴患处。

[方5]

野菊叶30克,三七叶12克,桑叶12克,蒲公英20克。

[用法]

将药物煎服,每日数次。

[方6]

金樱子树叶30克,黄荆叶30克,茄子叶20克,白扁豆叶30克。

[用法]

将药物捣烂,调拌鸡蛋清,敷贴患处。

[方7]

菊花叶30克,绿豆30克,荷叶30克,夏枯草30克。

[用法]

将药物煎服,或敷贴患处。

[方8]

茶叶20克,竹叶30克,桃树叶20克,芙蓉叶20克。

[用法]

将药物捣烂,调拌鸡蛋清、芝麻油,敷贴患处。

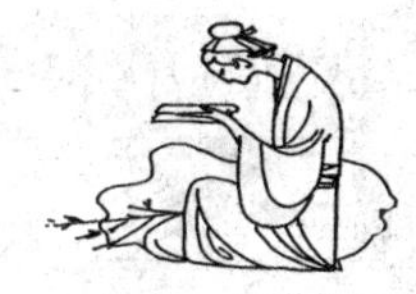

二、蛇咬伤草药方

[方1]

七叶一枝花根30克，青木香12克，苦爹菜12克，醋3克。

[用法]

将药物捣烂，敷贴患处。

[方2]

木瓜叶30克，辣椒叶2克，红乌柏叶30克，路边青20克。

[用法]

将药物煎水或捣烂取汁，外用搽洗患处。

[方3]

半边莲30克，节节花20克，瓜子金12克，山扁豆30克。

[用法]

将药物捣烂，敷贴患处。

[方4]

一枝黄花20克，土半夏20克，白蚤休6克，雄黄0.6克。

[用法]

将药物研细末，敷贴患处。

[方5]

降龙草30克，大血藤20克，八爪龙20克，避蛇生30克。

[用法]

将药物捣烂，敷贴患处。

[方6]

桑寄生20克，野慈姑20克，蛇牙草20克，大青叶20克。

[用法]

将药物煎服，或捣烂外用涂搽患处。

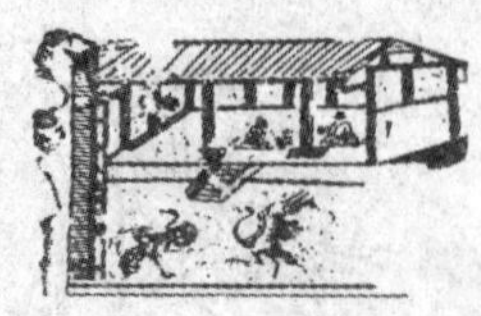

［方 7］

木芙蓉叶 30 克，鬼针草叶 30 克，鱼腥草 30 克，山苋菜 30 克，半边莲 30 克。

［用法］

将药物捣烂，敷贴患处。

［方 8］

白花蛇舌草 60 克，旱莲草 30 克，野苎麻根 20 克，山豆根 20 克。

［用法］

将药物煎服，或捣烂敷贴患处。

［方 9］

满天星 30 克，连钱草 30 克，半边莲 30 克，小槐花根 30 克。

［用法］

将药物捣烂，敷贴患处。

［方 10］

紫花地丁草 30 克，飞竹叶 30 克，蛇莓草 30 克，车前草 30 克。

［用法］

将药物捣烂，调拌白酒、芝麻油，敷贴患处。

［方 11］

葎草 80 克，丝瓜根 60 克，枣树叶 60 克，凤仙花 30 克。

［用法］

将药物煎服，或捣烂敷贴患处。

第十九节　水火烫伤

水火烫伤多因直接遇热水烫伤或烈火烧伤，引起热毒外邪侵袭经络血脉而出现皮肤红肿疼痛。临床上分为热水烫伤、烈

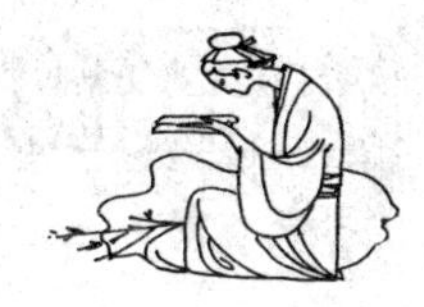

火烧伤两大类。轻症可用草药治疗,重症须送医院救治。

热水烫伤:多因滚烫茶水、粥饭、汤菜等烫伤皮肤,引起红肿起泡、疼痛钻心、流黄水等。

烈火烧伤:多因明火、焊火直接烧灼皮肤所致,症见皮肤干痛、皮裂疼痛等。

一、热水烫伤草药方

[方1]

生石灰30克,桐油6克,米醋12克,鸡蛋清1个。

[用法]

将药物调拌后,敷贴患处。

[方2]

石榴花12克,桐子花12克,槐花10克,茶树花6克。

[用法]

将药物捣烂取汁,调拌麻油,敷贴患处。

[方3]

田螺6克,牡蛎12克,大蜈蚣0.6克,茶油6克。

[用法]

将药物研细末,调拌茶油后,敷贴患处。

[方4]

仙人掌12克,南瓜叶10克,益母草20克,芙蓉花叶12克。

[用法]

将药物捣烂,调拌童便,敷贴患处。

[方5]

虎杖30克,雷公藤20克,金银花20克,红冬草20克。

[用法]

将药物煎服,或捣烂敷贴患处。

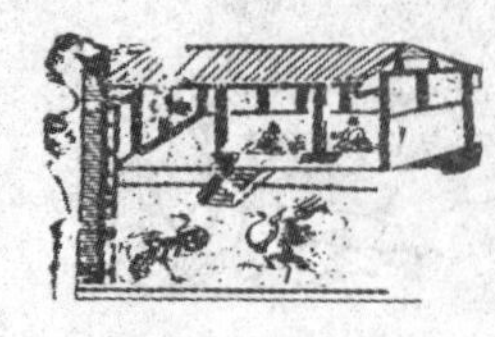

[方6]

金银花藤30克,梧桐花10克,忍冬藤20克,侧柏叶20克。

[用法]

将药物捣烂,调拌蜂蜜,敷贴患处。

[方7]

紫草12克,石榴皮12克,凤尾草12克,桑叶12克。

[用法]

将药物捣烂,调拌鸡蛋清,敷贴患处。

二、烈火烧伤草药方

[方1]

丝瓜络20克,白及粉6克,苍耳子6克,山楝子6克。

[用法]

将药物研细末,调拌芝麻油,敷贴患处。

[方2]

侧柏叶20克,冬桑叶20克,金樱子叶20克,冬青树叶12克。

[用法]

将药物捣烂,调拌童便,敷贴患处。

[方3]

绿豆12克,山枣树皮12克,葡萄根12克,牛蒡子根12克。

[用法]

将药物研细末,调拌芝麻油,敷贴患处。

[方4]

荷叶20克,蒲公英30克,马桑叶30克,臭椿树皮20克。

[用法]

将药物捣烂取汁,外用涂搽患处。

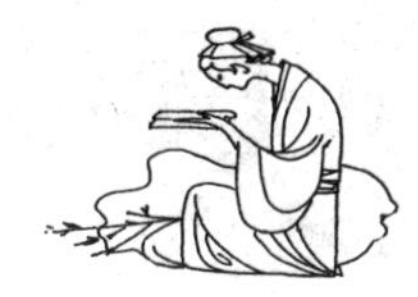

［方 5］

白木通根 20 克，燕子窝泥 12 克，石灰 10 克，鸡蛋清 1 个。

［用法］

将药物研细末，调拌鸡蛋清，敷贴患处。

［方 6］

夏枯草 30 克，葎草 30 克，蒲公英 20 克，大青叶 20 克。

［用法］

将药物煎服，或外用敷贴患处。

［方 7］

地龙 12 克，茶叶 12 克，鱼腥草 20 克，荷叶 20 克。

［用法］

将药物捣烂，敷贴患处。

第二十节　外伤出血

外伤出血多因遭受刀枪铁器伤害，或跌仆损伤等所致。临床上分为小伤出血、重伤出血、伤后脓血等类型。对重伤出血者需配合西医抢救。

小伤出血：多因被铁刺、竹尖、玻璃、锐石等刺伤，以致皮破流血，常见于四肢部位。

重伤出血：多因突然遇外界暴力或各种利器所伤，以致流血不止，头昏色变，多见于头部、胸腹部。

伤后脓血：多因伤后感受外邪恶毒所致，见伤处红肿、脓血外溢，或伤口久不愈合。

一、小伤出血草药方

［方 1］

紫珠草 12 克，仙鹤草 12 克，旱莲草 10 克，白茅根 10 克。

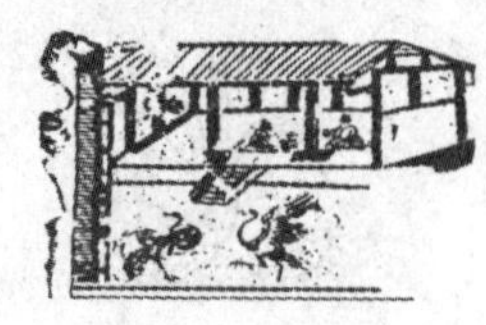

[用法]

将药物焙干、研细,外涂贴于伤处,然后包扎。

[方2]

大血藤根20克,梧桐叶12克,小金钱草12克,冬青叶12克。

[用法]

将药物焙干,研细末,调拌麻油少许,敷贴伤处。

[方3]

紫花地丁12克,荔枝核10克,龙眼核6克,五倍子6克。

[用法]

将药物捣烂,调拌芝麻油,敷贴患处。

[方4]

白茄叶12克,乌贼骨6克,白及12克,苎麻叶6克。

[用法]

用药物烘干,研细末,涂撒在伤口处,然后包扎固定。

[方5]

青蒿12克,血余炭12克,枯矾6克,老枣树皮12克。

[用法]

将药物焙干、研细末,然后包扎于患处。

二、重伤出血草药方

[方1]

铁筷子12克,小石韦根12克,金毛狗脊12克,芙蓉花叶12克。

[用法]

将药物焙干、研细末,外涂撒患处,然后包扎固定。

[方2]

嫩松脂10克,土贝母12克,柚皮10克,百草霜6克。

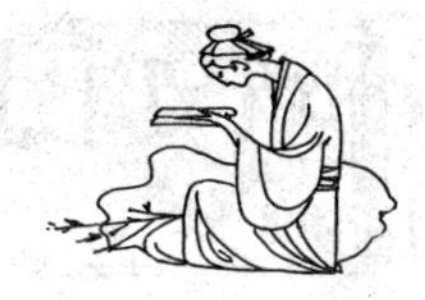

[用法]

将药物研细末,直接敷于伤处,然后包扎固定。

[方 3]

土鳖虫 12 克,石榴花 12 克,丝瓜叶 12 克,茅根 10 克。

[用法]

将药物研细末,直接撒于伤口处,然后包扎固定。

[方 4]

月季花叶 10 克,南瓜叶 12 克,三七 12 克,首乌 6 克。

[用法]

将药物焙干、研细末,撒于伤口处,然后包扎固定。

[方 5]

土三七叶 20 克,棉花 12 克,穿心莲 3 克,五倍子 10 克。

[用法]

将药物研细末,直接放在棉花上,然后贴于伤口处。

三、伤后脓血草药方

[方 1]

见血飞 12 克,冰片 3 克,金银花叶 12 克,白芷 12 克。

[用法]

将药物研细末,撒于患处。

[方 2]

大枣树皮 12 克,荷花蕊 6 克,松香 6 克,旱莲草 12 克。

[用法]

将药物研细末,调拌鸡蛋清,敷贴患处。

[方 3]

西瓜叶 12 克,蛤蚌壳 3 克,一枝蒿 0.3 克,干藕节 10 克。

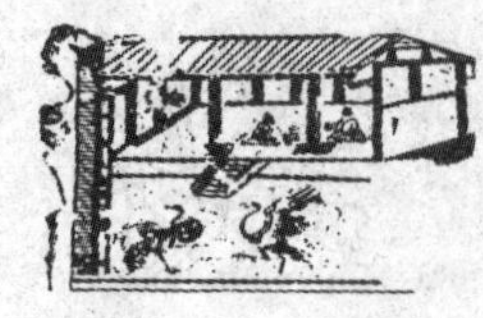

[用法]

将药物研细末,撒于患处,然后包扎固定。

[方4]

凤尾草20克,柳树花20克,槐花12克,乳香6克。

[用法]

将药物研细末,撒于患处。

[方5]

南瓜瓤60克,牡蛎12克,松香6克,丝瓜叶20克。

[用法]

将药物捣烂,敷贴患处。

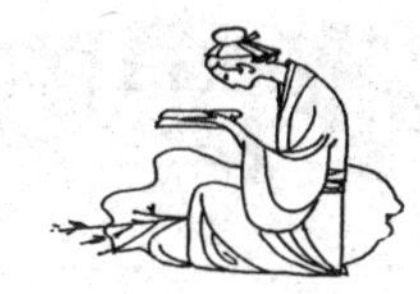

第三章　常见妇科病症草药方

第一节　痛　经

痛经多因七情、六淫、内损，或先天禀赋不足，或后天脾胃虚弱、气血不足，导致冲任气血运行不畅，胞宫经血流通受阻所致。症见妇女行经前后出现小腹或腰部疼痛。临床上分为气滞血瘀、寒凝血瘀、肝肾亏损、气血虚弱等证型。

气滞血瘀痛经：素体多抑郁，易受情志影响，以致气血失调，经血流通不畅，引起痛经。

寒凝血瘀痛经：寒湿风冷内侵，凝结胞宫，冲任受阻，引起小腹疼痛，得热痛减。

肝肾亏损痛经：素体虚弱或多产房劳，以致精血暗耗，冲任失濡，引起痛经。

气血虚弱痛经：因禀赋不足、脾胃虚损或久病气血虚弱、精血不足，冲任失养，引起经期小腹疼痛。

一、气滞血瘀痛经草药方

[**方**1]

小血藤30克，香附子20克，石楠藤30克，阎王刺根12克。

[用法]

将药物煎后，加入红糖冲服，每日 3 次。

[方 2]

益母草 30 克，藕节 20 克，胆草 12 克，栀子 12 克。

[用法]

将药物煎服，每日 3 次。

[方 3]

五灵脂 12 克，青盐 60 克，香附 20 克，艾叶 30 克，石菖蒲 60 克，葱白 20 克。

[用法]

将药物炒热后，外熨烫小腹部。一般熨烫时宜用纱布包扎药物。

[方 4]

小茴香 20 克，茶树根 30 克，凌霄花根 30 克，红糖 12 克。

[用法]

将药物煎服，每日 3 次。

[方 5]

鸡血藤 20 克，青藤香 12 克，金樱子根 20 克，九香虫 6 克。

[用法]

将药物研细末，调拌蜂蜜冲服，每日 3 次。

二、寒凝血瘀痛经草药方

[方 1]

紫金标 12 克，黑骨藤 20 克，见血飞 20 克，刺五加 12 克，牡丹皮 10 克。

[用法]

将药物煎服，每日 3 次。

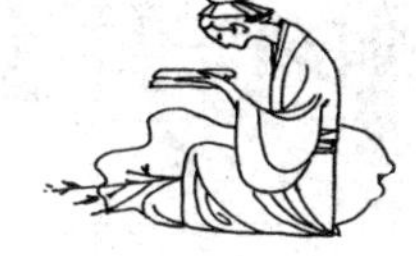

[方2]

土当归12克，土牛膝12克，紫荆花根皮60克，土麦冬20克。

[用法]

将药物泡白酒吞服，每日2次。

[方3]

桃仁6克，百草霜12克，马兰根20克，艾叶6克。

[用法]

将药物捣烂，调拌红糖、姜汁煎服，每日3次。

[方4]

大血藤30克，益母草30克，龙牙草30克，生姜12克，红糖10克。

[用法]

将药物煎服，每日3次。

[方5]

刺梨根20克，金樱子根20克，桑根20克，葱白20克，食盐20克。

[用法]

将药物炒热，用纱布包扎，外熨烫小腹部及腰部。

三、肝肾亏损痛经草药方

[方1]

对月草根20克，月月红12克，川芎10克，益母草30克。

[用法]

将药物煎服，每日3次。

[方2]

丝瓜络20克，艾叶12克，益母草30克，红糖12克。

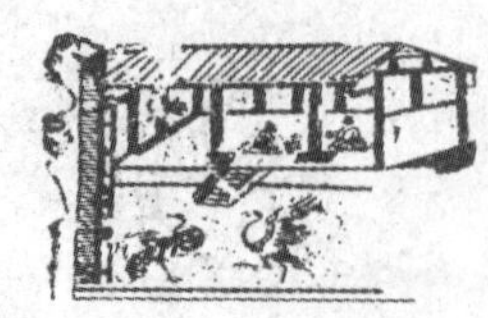

[用法]

将药物煎服,每日 3 次。

[方 3]

蒲黄 12 克,红花 12 克,老木香 6 克,延胡索 12 克。

[用法]

将药物泡酒,每日服少许药酒。

[方 4]

向日葵盘 20 克,落地杨梅 12 克,益母草 20 克,山楂 14 克。

[用法]

将药物研细末,调拌蜂蜜,每日 3 次,连服 7 日。

[方 5]

金樱子 20 克,菟丝子 20 克,夏枯草 12 克,钩藤 10 克,夜交藤 14 克。

[用法]

将药物煎服,每日 3 次。

四、气血虚弱痛经草药方

[方 1]

铁筷子 12 克,红浮萍 16 克,薄荷 3 克,红花 10 克。

[用法]

将药物煎服,每日 3 次。

[方 2]

杜鹃花根 20 克,月月红根 20 克,土鳖虫 6 个,香附 6 克。

[用法]

将药物研细末,调拌蜂蜜冲服,每日 3 次。

[方 3]

鸡血藤 30 克,山楂 20 克,泽兰 12 克,茯苓 12 克。

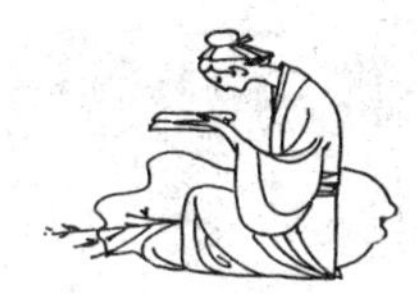

[用法]

将药物煎服，每日 3 次。

[方 4]

珍珠菜根 20 克，艾叶 6 克，丹参 20 克，山楂 12 克。

[用法]

将药物煎服，每日 3 次。

[方 5]

土鳖虫 6 克，五灵脂 12 克，穿山甲 6 克，田螺 2 个。

[用法]

将药物研细末，调拌蜂蜜成丸服，或白酒吞服，每日 2 次。

第二节 闭 经

闭经多因肾气亏虚、气血衰弱、寒凝血瘀、气郁血滞、痰湿阻滞等所致，症见女子年过 18 岁尚未行经，或建立正常月经周期后连续停经数月。但须除外生理性闭经，如妊娠等情况。临床上分虚证闭经和实证闭经两类。

虚证闭经：多因肾气不足、冲任失充、肾精亏虚、脾胃虚弱、气血不足、久病失血等所致。

实证闭经：多因情志抑郁、气滞血瘀、寒湿凝滞、痰湿壅阻等所致。

一、虚证闭经草药方

[方 1]

仙鹤草 30 克，五灵脂 12 克，香附 12 克，益母草 30 克。

[用法]

将药物研细末，调拌蜂蜜成丸，每日 2 次冲服。

[方2]
丝瓜络60克,枸杞子12克,红花12克,桃仁8克。
[用法]
将药物泡白酒服,每日1次。
[方3]
益母草60克,茜草60克,鸡血藤30克,大枣20克。
[用法]
将药物煎服,每日3次。
[方4]
柏子仁12克,薏苡仁根12克,野菊花20克,丝瓜络20克。
[用法]
将药物煎服,每日3次。
[方5]
黄瓜秧12克,鸡内金14克,山楂20克,牛膝根20克。
[用法]
将药物研细末,调拌蜂蜜冲服,每日3次。
[方6]
野油菜30克,胎盘1个,核桃树寄生12克,桑寄生12克。
[用法]
将药物炖服,每日2次。

二、实证闭经草药方

[方1]
鸡血藤60克,益母草30克,山楂30克,红糖12克。
[用法]
将药物煎服,每日3次。

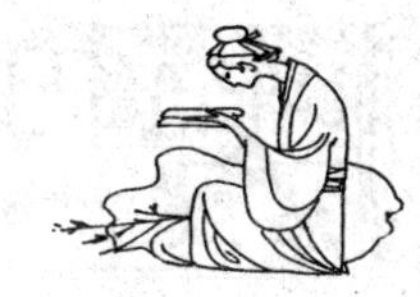

[方 2]

鲜橘皮 30 克,大蒜 6 克,夏枯草 30 克,红糖 20 克。

[用法]

将药物煎服,每日 3 次。

[方 3]

泽兰叶 20 克,艾叶 30 克,紫背浮萍 20 克,马鞭草 20 克。

[用法]

将药物煎服,每日 3 次。

[方 4]

酸枣树根 30 克,地龙 20 克,鸡冠花 12 克,马鞭草 20 克。

[用法]

将药物煎服,每日 3 次。

[方 5]

马兰头根 30 克,红枣 20 克,黑豆 60 克,红糖 60 克。

[用法]

将药物炖服,每日 1 次。

[方 6]

月月红花 12 克,山慈姑 12 克,赤芍 12 克,金针菜根 60 克。

[用法]

将药物煎服,每日 3 次。

第三节　乳　痈

乳痈多因肝气郁结、气血凝滞,引起乳汁郁积、排泄不畅,或乳头破损感染毒邪所致,症见初起乳房皮肤潮红、灼热,内有硬结疼痛,伴有恶寒发热,渐渐成脓,自溃后排脓、脓尽收口。临床上分为肝气郁结、气血凝滞、感染毒邪、乳汁郁积等证型。

肝气郁结乳痈:多因乳母情绪抑郁,肝气郁结,乳脉不畅,积

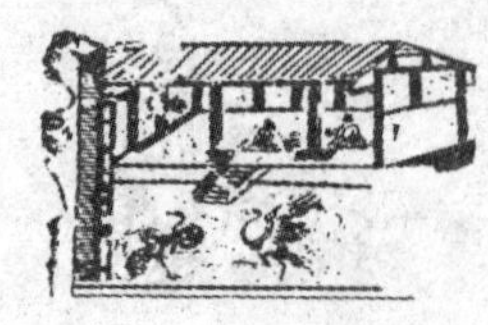

乳成痈。

气血凝滞乳痈:多因气血亏虚,寒湿二邪行窜经脉,瘀塞乳脉成痈。

感染毒邪乳痈:多因乳头不洁、感染风火热湿之邪,外侵乳络,使乳汁不畅而成痈。

乳汁郁积乳痈:多因初产妇乳络不通,或乳儿吹乳,或乳裂结痂等,致使乳汁不通,日久成痈。

一、肝气郁结乳痈草药方

[方1]

牛蒡子根20克,金银花20克,夏枯草20克,蒲公英20克。

[用法]

将药物煎服,每日3次。

[方2]

马齿苋60克,蒲公英60克,石吊兰60克,野菊花60克。

[用法]

将药物捣烂,敷贴乳痈处。

[方3]

夏枯草20克,香附子8克,山慈姑12克,刘寄奴8克。

[用法]

将药物煎服,每日3次。

[方4]

板蓝根60克,金银花60克,连翘60克,桔梗30克。

[用法]

将药物煎服,每日3次,或煎后药水热熨患处。

[方5]

金樱子叶30克,桑叶30克,青菜叶30克,韭菜10克,枸杞

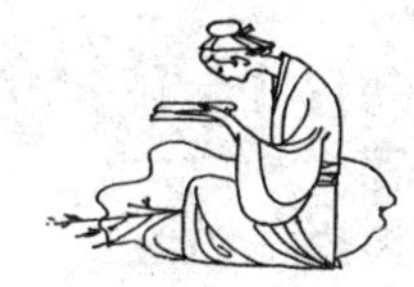

叶30克。

[用法]

将药物捣烂,调拌芝麻油,敷贴患处。

[方6]

益母草60克,柏树叶60克,黄花草30克,透骨草60克,葎草60克。

[用法]

将药物捣烂,敷贴患处。

二、气血凝滞乳痈草药方

[方1]

鲜威灵仙根30克,倒刺草鲜叶60克,露蜂房20克,葱白10克。

[用法]

将药物煎服,每日3次。

[方2]

红藤30克,鸭跖草30克,紫花地丁20克,陈皮20克。

[用法]

将药物研细末后,外调凡士林,敷贴患处。

[方3]

生木薯80克,半枝莲60克,土鳖虫6克,蜈蚣2条。

[用法]

将药物捣烂,敷贴患处。

[方4]

葱白60克,石菖蒲60克,牛膝60克,独脚莲30克。

[用法]

将药物捣烂,调拌鸡蛋清,敷贴乳痈处。

［方5］

草决明叶12克，花椒叶12克，油菜子20克，铁树叶20克。

［用法］

将药物捣烂，调拌麻油，敷贴乳痈处。

［方6］

鸡血藤60克，山楂12克，萝卜子12克，鱼腥草60克。

［用法］

将药物研细末，调拌蜂蜜冲服，每日3次。

三、感染毒邪乳痈草药方

［方1］

蒲公英30克，金银花30克，独角莲20克，瓜蒌20克。

［用法］

将药物煎服，每日3次。

［方2］

地龙30克，露蜂房30克，夏枯草30克，蒲公英60克。

［用法］

将药物捣烂，调拌蜂蜜，敷贴乳痈处。

［方3］

仙人掌30克，芙蓉叶60克，青皮30克，丝瓜藤30克。

［用法］

将药物捣烂，敷贴乳痈处。

［方4］

凤仙花全草60克，仙人掌40克，金银花30克，荷叶30克。

［用法］

将药物捣烂，调拌鸡蛋清，敷贴患处。

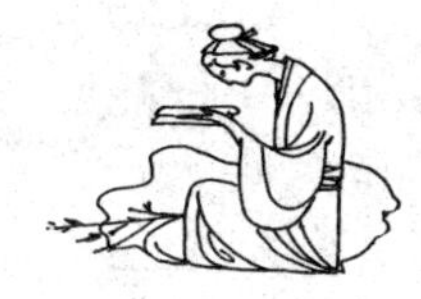

[方5]

南瓜叶60克,车前草60克,仙茅20克,萝卜叶60克。

[用法]

将药物捣烂,敷贴患处。

[方6]

灯笼草30克,侧柏叶30克,荷叶60克,野菊花12克。

[用法]

将药物捣烂取汁,调拌鸡蛋清,敷贴乳痈处。

四、乳汁郁积乳痈草药方

[方1]

乌莓60克,井水草60克,蒲公英60克,蜈蚣2条。

[用法]

将药物捣烂,加热后熨乳痈处。

[方2]

丝瓜络60克,橘叶60克,薄荷60克,红糖60克。

[用法]

将药物捣烂,或熬炼成膏,敷贴患处。

[方3]

通草60克,牛筋草30克,舒筋藤叶30克,山楂20克。

[用法]

将药物煎服,每日2次。

[方4]

马鞭草30克,白凤仙草20克,丝瓜子8克,小青皮10克。

[用法]

将药物研细末,调拌白酒吞服,每日1次。

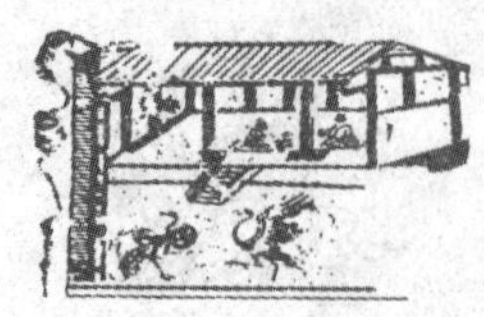

[方5]

芭蕉根30克,苎麻根30克,野黄花根60克,野花生根60克。

[用法]

将药物捣烂,敷贴患处。

[方6]

鱼腥草30克,仙鹤草30克,鹅不食草20克,白玉簪花根20克,刺桐树皮20克。

[用法]

将药物捣烂,调拌鸡蛋清或白酒,敷贴乳痈处。

第四节　阴　痒

阴痒多因脾虚湿热,或肝经湿热,或感染虫毒,或血虚生风,或肝肾阴虚等所致。症见妇女外阴及阴中瘙痒或痒痛难忍、坐卧不宁等。临床上分为湿热阴痒、虫积阴痒两大类。

湿热阴痒:多由脾虚生湿、湿郁化热,或肝经湿热下注所致。

虫积阴痒:多因感染不洁之物,虫蚀阴中,而致阴痒。

一、湿热阴痒草药方

[方1]

白鲜皮20克,龙胆草20克,金银花30克,荆芥20克。

[用法]

将药物煎水后,外搽洗外阴部。

[方2]

地榆根30克,马齿苋20克,兰花草20克,虎杖20克。

[用法]

将药物煎后,熏洗外阴部。

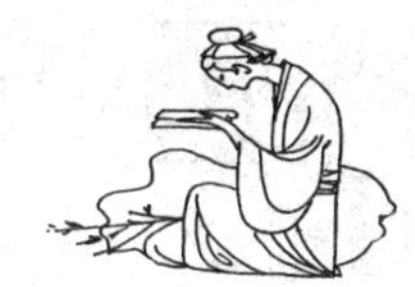

[**方**3]

龙胆草30克,车前子30克,金钱草12克,大枫子12克。

[**用法**]

将药物煎后,熏洗外阴部。

[**方**4]

鲜桃叶60克,小蓟30克,枸杞根60克,杏仁20克。

[**用法**]

将药物煎后,熏洗外阴部。

[**方**5]

凤眼草60克,金樱子30克,鸦胆子6个,大蒜20克。

[**用法**]

将药物煎服或外用药水涂搽外阴部。

[**方**6]

地龙30克,土茯苓12克,马齿苋20克,石榴皮20克。

[**用法**]

将药物煎服或用药水熏洗外阴部。

[**方**7]

石菖蒲12克,葎草60克,金钱草30克,夏枯草30克。

[**用法**]

将药物煎服或外用药水涂搽外阴部。

二、虫积阴痒草药方

[**方**1]

野菊花60克,蛇床子16克,猫爪刺60克,苦参20克。

[**用法**]

将药物煎水后,浸泡外阴部。

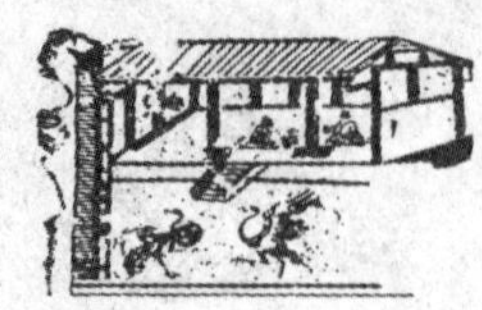

[方2]

马鞭草30克,艾叶20克,川椒6克,土槿皮10克。

[用法]

将药物煎后,外用熏洗患部。

[方3]

大蒜头6个,龙牙草60克,五倍子20克,蛇床子12克。

[用法]

将药物煎水后,浸泡外阴部。

[方4]

见血飞20克,朱砂莲12克,白及6克,鸡蛋黄6克。

[用法]

将药物研细末,调拌鸡蛋黄成膏状,涂搽外阴部。

[方5]

苍耳草60克,狼毒草20克,苦楝皮30克,蒲公英60克。

[用法]

将药物煎后,外用熏洗患部。

[方6]

鱼腥草60克,陈艾叶60克,凤仙花20克,黑栀子10克。

[用法]

将药物煎服,或用药水浸泡外阴部,每日2次。

[方7]

紫草根30克,楝树根30克,蛇蜕12克,水杨树根60克。

[用法]

将药物研细末,调拌鸡蛋清或芝麻油,外涂搽患部。

第五节 白 带

白带多因妇女脾虚、肾虚、肝瘀、痰湿等原因所致,症见妇女

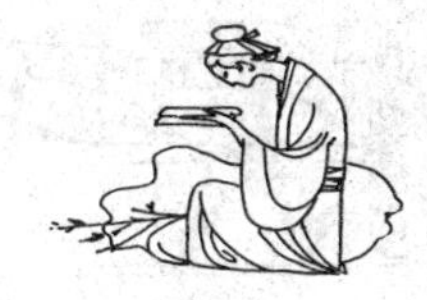

从阴道流出黏液，量多兼有异常臭气或其他症状。临床上分为脾虚白带、肾虚白带、肝瘀白带、痰湿白带四种证型。

脾虚白带：白带量多，浑浊，伴有月经过多、四肢水肿、倦怠无力、饮食减少等。

肾虚白带：带下清稀、量多，月经过少，腰膝酸软，小便频数等。

肝瘀白带：带下色黄，忽多忽少，有臭味，心烦易怒，或气郁腹痛等。

痰湿白带：带下黏腻或清稀，月经量少，头面困重，腰沉腿肿，小便不利等。

一、脾虚白带草药方

[方1]

鸡冠花12克，向日葵茎10克，红枣12克，红糖20克。

[用法]

将药物煎服，每日3次。

[方2]

野枣树根60克，乌贼骨30克，茅根30克，益母草20克。

[用法]

将药物煎服，每日3次。

[方3]

鸡矢藤30克，何首乌20克，珍珠菜20克，朱砂莲12克。

[用法]

将药物研细末，调拌蜂蜜冲服，每日2次。

[方4]

仙鹤草20克，红艳山花根20克，益母草20克，鸡冠花14克。

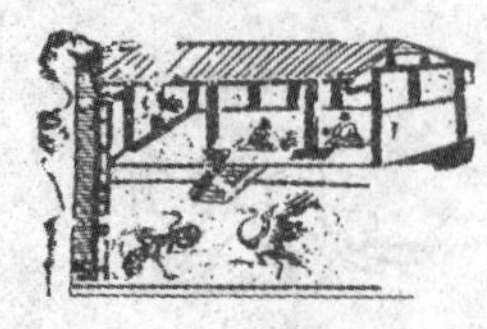

[用法]

将药物煎服,每日3次。

[方5]

荷叶30克,青皮石榴1个,鸡冠花12克,凤尾草20克。

[用法]

将药物煎后,加入红糖冲服,每日3次。

二、肾虚白带草药方

[方1]

韭菜根14克,白凤仙花梗14克,莲蓬壳12克,黄荆子12克。

[用法]

将药物泡白酒,每日1次服用。

[方2]

胡桃树叶14克,败酱草14克,金樱子20克,鸡冠花20克。

[用法]

将药物煎服,每日3次。

[方3]

海螵蛸30克,女贞子14克,白芍12克,棉花籽12克。

[用法]

将药物煎服,每日3次。

[方4]

梨寄生12克,杨柳树皮12克,夜关门20克,五味子6克。

[用法]

将药物研细末,调拌蜂蜜冲服,每日2次。

[方5]

糯稻根20克,虎杖12克,石菖蒲10克,刺梨根20克。

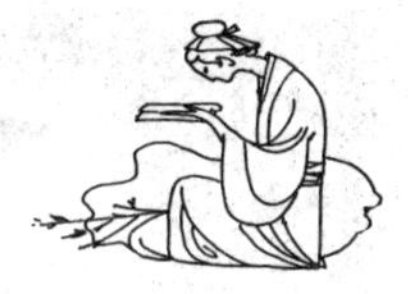

[用法]

将药物煎服,每日 3 次。

三、肝瘀白带草药方

[方 1]

侧柏叶 60 克,金菊叶 60 克,鹿衔草 30 克,冬青根皮 20 克。

[用法]

将药物煎服,每日 3 次。

[方 2]

白木槿花根 30 克,白玉簪花根 30 克,白菊花根 30 克,白鸡冠花 20 克。

[用法]

将药物研细末,调拌蜂蜜冲服,每日 3 次。

[方 3]

苎麻根 30 克,金樱花 12 克,臭椿根皮 12 克,夏枯草 30 克。

[用法]

将药物煎服,每日 3 次。

[方 4]

芙蓉花 12 克,藤五加根 12 克,马齿苋 12 克,紫茉莉根 12 克。

[用法]

将药物研细末,调拌蜂蜜冲服,每日 3 次。

[方 5]

板蓝根 30 克,天仙果 12 克,石豆兰 12 克,金樱子 16 克。

[用法]

将药物煎服,每日 3 次。

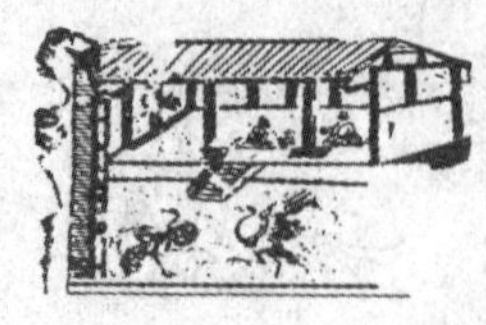

四、痰湿白带草药方

[方1]

白扁豆14克,白槿花12克,山楂10克,马齿苋20克。

[用法]

将药物煎服,每日3次。

[方2]

黑木耳12克,嫩棕心12克,高粱根12克,石楠藤20克。

[用法]

将药物煎服,每日3次。

[方3]

石榴花12克,红牡丹根10克,红鸡冠花14克,车前草12克。

[用法]

将药物研细末,调拌蜂蜜冲服,每日3次。

[方4]

五匹风12克,水牛角0.3克,排风藤20克,垂盆草60克。

[用法]

将药物煎服,每日3次。

[方5]

夜合花12克,香附子6克,白节藕60克,地棕根6克。

[用法]

将药物炖鸡服,每周一次。

第六节　不孕症

凡生育年龄的妇女,配偶生殖功能正常,婚后夫妇同居两年以上,未避孕而未怀孕者,称为不孕症。多因肾虚先天禀赋不

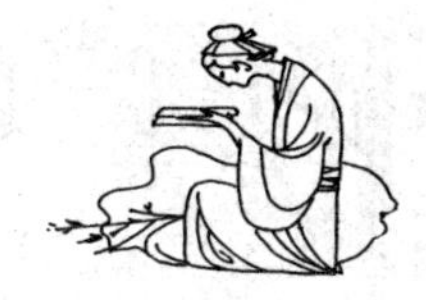

足、肾精不充，或血虚体质素弱、阴血不足，或七情六欲之纷扰，致使肝失条达、气滞血瘀，或痰湿凝聚，阻滞气机，损伤阳气等。临床分为虚证不孕和实证不孕两大类。

虚证不孕：多因肾虚、血虚、脾虚，使冲任脉虚，胞脉失养，不能摄精成孕。

实证不孕：多因肝郁、痰湿和血瘀，使气血失和，冲任不能相资，月事不调，难以受孕。

一、虚证不孕草药方

［方1］

月月红12克，红牛膝12克，鹅儿肠20克，益母草60克。

［用法］

将药物煎服，每日3次。

［方2］

元宝草20克，萱草根20克，月月红6克，枣树根皮6克。

［用法］

将药物研细末，调拌蜂蜜成丸，每日3次吞服。

［方3］

杏花12克，菊花12克，红花8克，桃花12克。

［用法］

将药物研细末冲服，或白酒吞服，每日2次。

［方4］

香附12克，干姜6克，艾叶12克，白芍10克。

［用法］

将药物煎服，每日3次。

［方5］

葱白60克，艾叶60克，老姜20克，丝瓜络60克。

[用法]

将药物炒热后,用纱布包扎外熨小腹部,隔日一次。

二、实证不孕草药方

[方1]

当归30克,紫河车12克,杜仲10克,山药20克,红枣20克。

[用法]

将药物研细末,调蜂蜜冲服,每日3次。

[方2]

红枣20克,茯苓12克,莲子肉6克,陈皮12克。

[用法]

将药物煎服,每日3次。

[方3]

益母草20克,小茴香30克,当归12克,生姜6克。

[用法]

将药物煎服,每日3次。

[方4]

月季花12克,泽兰12克,牛膝12克,川续断12克,丹参20克,益母草20克。

[用法]

将药物煎熬后,加入红糖少许,然后内服,每日3次。

[方5]

金樱子20克,菟丝子20克,淫羊藿30克,桑寄生20克。

[用法]

将药物研细末,调拌蜂蜜冲服,每日2次。

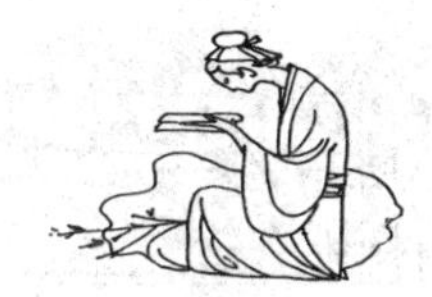

第七节　月经不调

月经不调指月经失去正常的规律性，月经周期、经量、经质、经色等出现异常变化。临床上分月经先期、月经后期、月经过多、月经过少、月经无定期等类型。

月经先期：多因血虚留聚冲任二脉，或肾虚、气虚引起冲任不固所致。症见每次月经超前5日以上。

月经后期：多因机体营血不足、血海空虚，以致寒凝、气滞、痰阻等。症见每次月经推后7日以上。

月经过多：多因气虚血热，损伤冲任，冲任不能制约经血，使经血妄行。症见经血量较常量明显增多。

月经过少：多因肾精虚衰、营血不足，或血寒气滞等所致。症见经血较常量明显减少，甚至点滴行经。

月经无定期：多因冲任二脉功能紊乱，或肝郁气滞、肾脾两虚所致。症见月经不按周期，来潮提前或错后超过7日以上。

一、月经先期草药方

［**方**1］

金樱子根30克，艾叶20克，鸡血藤30克，益母草20克。

［**用法**］

将药物煎服，每日3次。

［**方**2］

刺五加12克，见血飞10克，牡丹皮12克，对月草10克，仙桃草12克。

［**用法**］

将药物研细末，调拌蜂蜜成丸，每日3次，连服7日。

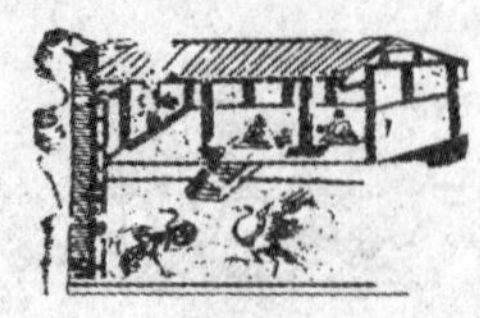

[方3]

爬山虎根12克，葎草30克，香附子12克，石楠藤20克。

[用法]

将药物煎服，每日3次。

[方4]

马鞭草12克，车前草20克，水仙花子10克，黄荆子12克。

[用法]

将药物研细末，每日冲服3次，连服7日。

二、月经后期草药方

[方1]

四季花根60克，益母草30克，王不留行12克，橘皮12克。

[用法]

将药物煎服，每日3次。

[方2]

紫苏梗12克，红花10克，月季花12克，何首乌10克，红枣10克。

[用法]

将药物研细末，调拌蜂蜜冲服，每日3次，连服7日。

[方3]

钩藤20克，枇杷壳6克，大血藤20克，韭菜12克。

[用法]

将药物煎服，每日3次。

[方4]

仙鹤草20克，益母草30克，香附子12克，荷叶12克，侧柏叶12克。

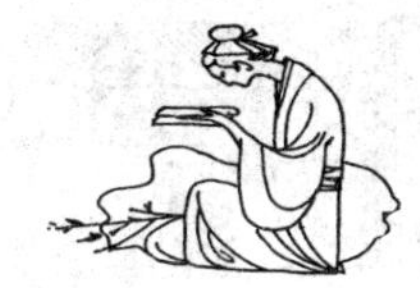

[用法]

将药物煎服,每日 3 次。

三、月经过多草药方

[方 1]

珍珠菜 20 克,高粱壳 20 克,丹参 30 克,五味子 12 克。

[用法]

将药物煎服,每日 3 次。

[方 2]

红浮萍 6 克,铁筷子 12 克,薄荷 10 克,大苋菜 12 克。

[用法]

将药物煎服,每日 3 次。

[方 3]

牡丹花根 12 克,芙蓉花树根皮 20 克,白鸡冠花 6 克,龙眼花 12 克。

[用法]

将药物研细末,调拌蜂蜜冲服,每日 3 次。

[方 4]

白茅根 20 克,荷叶 14 克,茜草根 20 克,旱莲草 20 克。

[用法]

将药物煎服,每日 3 次。

四、月经过少草药方

[方 1]

地柏枝 30 克,棉花根 30 克,茄子根 20 克,莲蓬 30 克。

[用法]

将药物用鸡炖服,每日 1 次,连服 7 日。

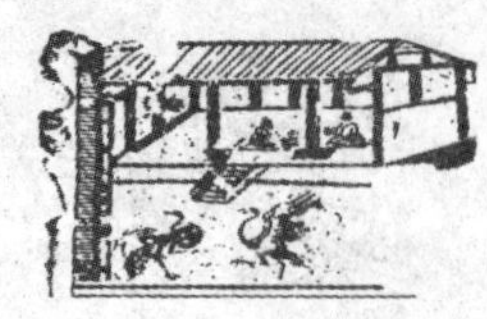

[方2]

小血藤30克,大血藤20克,连钱草20克,水菖蒲12克。

[用法]

将药物煎服,每日3次。

[方3]

红鸡冠花6克,水菖蒲6克,月月红12克,杜仲12克。

[用法]

将药物研细末,调拌白酒冲服,每日1次,连服半月。

[方4]

路路通12克,鸡血藤20克,川牛膝12克,菟丝子10克。

[用法]

将药物研细末,调拌蜂蜜冲服,每日3次,连服7日。

五、月经无定期草药方

[方1]

芭蕉根30克,儿茶根12克,茴香根12克,益母草20克。

[用法]

将药物煎服,每日3次。

[方2]

七叶一枝花根20克,红刺老包根皮20克,小血藤10克,马鞭草12克。

[用法]

将药物煎服,每日3次。

[方3]

车前草12克,陈艾10克,鹅儿肠12克,阎王刺根12克。

[用法]

将药物煎服,当茶饮用,每日数次。

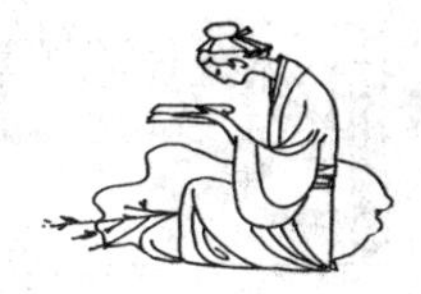

[方4]

美人蕉花12克,棉花籽12克,山楂根12克,西瓜秧12克。

[用法]

将药物研细末,调拌蜂蜜冲服,每日2次,连服7日。

第八节　产后腹痛

产后腹痛多因产后失血过多,导致胞脉失养,或寒凝气郁血瘀,使胞脉瘀阻所致。临床上分血虚和血瘀两大类。

血虚产后腹痛:多因产前素体血虚,或产时耗血过多,导致胞脉空虚失荣而腹痛。

血瘀产后腹痛:产后体虚,风寒之邪乘虚入侵胞脉,或产后怒伤肝,肝气郁结,气滞血瘀而致腹痛。

一、血虚产后腹痛草药方

[方1]

益母草30克,五灵脂12克,香附8克,丝瓜络20克。

[用法]

将药物研细末,调拌蜂蜜冲服,每日3次,连服7日。

[方2]

鱼腥草60克,茜草根30克,白菊花根12克,泽兰根30克。

[用法]

将药物煎服,每日3次。

[方3]

苋菜子30克,苎麻根30克,白茄根12克,金橘根14克。

[用法]

将药物煎服,每日3次。

[方4]

益母草30克,当归20克,鸡血藤20克,红枣12克。

[用法]

将药物用鸡肉或猪蹄炖服。

[方5]

生蒲黄12克,茜草根12克,益母草30克,生姜6克。

[用法]

将药物煎服,每日3次。

二、血瘀产后腹痛草药方

[方1]

鲜泽兰60克,山楂12克,鱼腥草30克,红糖20克。

[用法]

将药物煎后,常饮用。

[方2]

芭蕉根30克,白苎麻根30克,柚子皮12克,蚕豆梗30克。

[用法]

将药物煎服,每日3次。

[方3]

螃蟹壳1个,鳖甲6个,山楂12克,香附20克。

[用法]

将药物研细末,调拌蜂蜜或用白酒冲服,每日1次,连服7日。

[方4]

鸡血藤30克,紫花地丁20克,艾叶20克,香附20克,葱白20克,生姜12克。

[用法]

将药物炒热后,用纱布包药物,外熨烫腹部,每日1次。

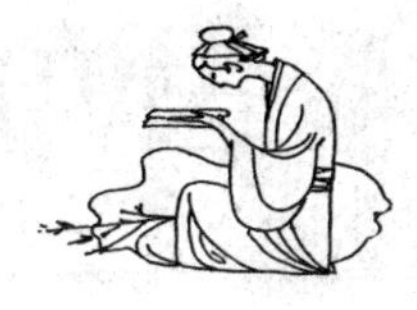

[方5]

桃树根12克,石菖蒲6克,益母草20克,荷叶12克。

[用法]

将药物煎服,每日3次。

第九节　乳汁不通

乳汁不通多因气血虚弱,生乳不足,或肝气郁结等,致使乳脉壅塞,以致无乳可下。临床上分缺乳、肝郁两大类。

缺乳:多因素体虚弱、产后失血过多,或脾气虚弱,致使气血生化不足,不能化生乳汁。

肝郁:多因情志抑郁或产事不顺,致使肝失调达,乳脉不通。

一、缺乳草药方

[方1]

豆芽60克,生南瓜子30克,鲫鱼100克,通草20克。

[用法]

将药物煎服,每日3次。

[方2]

黄花20克,黄豆60克,天花粉6克,猪蹄1对。

[用法]

将药物炖猪蹄,等猪蹄熟烂后吃猪蹄喝汤,每日1次。

[方3]

花生仁60克,灯芯草8克,木通12克,桑皮6克。

[用法]

将药物煎服,每日3次。

[方4]

金樱子根20克,棉花籽6克,丝瓜络12克,猪蹄1对。

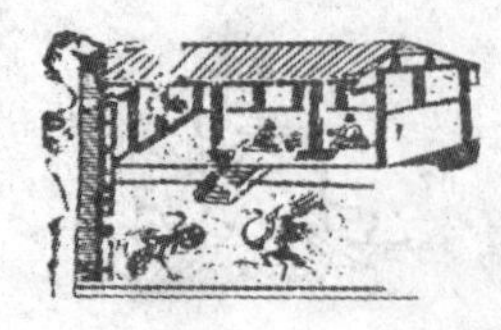

[用法]

将药物炖猪蹄,待猪蹄熟烂后,吃猪蹄喝汤,每日 1 次。

[方 5]

蓖麻叶 20 克,嫩丝瓜 60 克,鲜皂角刺 6 克,金钱草 14 克。

[用法]

将药物研细末,调拌蜂蜜冲服,每日 3 次。

[方 6]

活虾 60 克,鲤鱼 60 克,穿山甲 6 克,鹿角粉 3 克。

[用法]

将药物研细末,用黄酒吞服,每日 1 次,连服半月。

二、肝郁乳汁不通草药方

[方 1]

韭菜根 12 克,南瓜根 12 克,阳雀花根 12 克,通草 20 克。

[用法]

将药物煎服,每日 3 次。

[方 2]

白萝卜叶 60 克,路路通 20 克,僵蚕 10 克,鸡蛋 4 个。

[用法]

鸡蛋打成蛋花,将药物煎后与蛋花汤冲服,每日 1 次。

[方 3]

黄瓜根 12 克,蒲公英 30 克,香附子 12 克,牡丹皮 6 克。

[用法]

将药物煎服,每日 3 次。

[方 4]

赤小豆 30 克,玉米须 20 克,黑芝麻 12 克,葵瓜子 6 克。

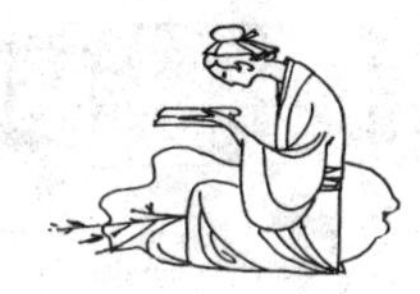

[用法]

将药物研细末，调拌蜂蜜冲服，每日3次。

[方5]

南瓜藤20克，丝瓜藤20克，红薯藤20克，葎草30克，夏枯草10克。

[用法]

将药物煎服，每日3次。

[方6]

金针花根30克，通草20克，当归6克，芙蓉花叶60克。

[用法]

将药物捣烂，敷贴乳房胀痛部位。

第十节　子宫脱垂

子宫脱垂多因分娩用力太过，或产后劳动过早，或产育过多，或肾气亏虚等，导致损伤胞络、任督失调所致。临床上分气虚、肾虚、湿热等证型。

气虚子宫脱垂：多因体质素弱，中气不足，或产时耗气伤及胞络，引起气虚下陷所致。

肾虚子宫脱垂：多因产育过多，或房劳所伤，导致肾气亏虚、带脉失约、冲任不固所致。

湿热子宫脱垂：多因气虚下陷或肾虚不固，导致子宫长期脱出于阴道口外，湿热邪风乘虚侵袭，蕴结于子宫所致。

一、气虚子宫脱垂草药方

[方1]

紫花地丁20克，金银花20克，乌梅12克，五倍子10克。

[用法]

将药物煎后,熏洗外阴部。

[方2]

棕树根60克,老竹根20克,枳壳12克,棉花籽12克。

[用法]

将药物煎服,每日3次。

[方3]

红鸡冠花根30克,红蓖麻根30克,红牡丹根30克,石榴根皮20克。

[用法]

将药物煎服,每日3次。

[方4]

桑螵蛸12克,黑豆12克,木瓜12克,猪小肚1个。

[用法]

猪小肚洗净,将药物放入猪小肚内,用锅炖熟,吃猪小肚喝汤,每日1次,连服3日。

二、肾虚子宫脱垂草药方

[方1]

蓖麻子12克,枳壳12克,黄柏6克,生姜3克。

[用法]

将药物捣烂,敷贴百会穴。

[方2]

棉花根60克,金樱子根60克,丝瓜藤30克,红糖20克。

[用法]

将药物煎后,常饮用。

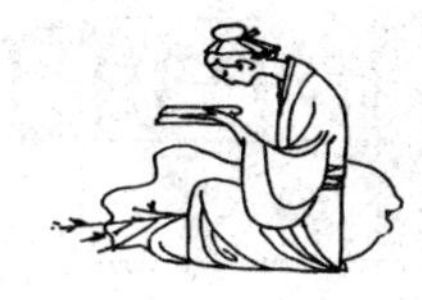

[方 3]

荔枝根 60 克,益母草 60 克,何首乌 60 克,金樱子 60 克。

[用法]

将药物用白酒泡服,每日 1 次。注意用量不宜太多。

[方 4]

鸡内金 20 克,山药 20 克,田螺 6 克,当归 12 克。

[用法]

将药物研细末,调拌蜂蜜冲服,每日 3 次。

三、湿热子宫脱垂草药方

[方 1]

车前草 12 克,龙胆草 12 克,泽泻 10 克,栀子 10 克。

[用法]

将药物煎服,每日 3 次。

[方 2]

乌梅树根 60 克,香附子根 12 克,蓖麻子根 12 克,丝瓜络 30 克。

[用法]

将药物研细末,调拌蜂蜜冲服,每日 3 次。

[方 3]

升麻 20 克,小茴香根 20 克,鱼腥草 30 克,蔓荆叶 60 克。

[用法]

将药物煎后,患者趁热坐熏,每日 2 次。

[方 4]

蛇床子 20 克,大蒜 30 克,白鲜皮 20 克,紫背浮萍 30 克。

[用法]

将药物煎水后,外洗阴部,每日 1 次,连用 7 日。

［方 5］

荆芥穗 12 克，椿根皮 12 克，藿香叶 12 克，地肤子 12 克。

［用法］

将药物煎后，外洗阴部。

［方 6］

荷叶 20 克，五倍子 12 克，野蔷薇梗 12 克，苏叶 12 克。

［用法］

将药物煎后，外洗阴部。

［方 7］

土牛膝 20 克，鱼腥草 60 克，山螺壳粉 6 克，金樱根 60 克。

［用法］

将药物研细末，调拌蜂蜜成丸，每日 3 次，连服 7 日。

［方 8］

律草 60 克，大叶浮萍 60 克，石榴皮 12 克，升麻 10 克。

［用法］

将药物煎后，熏洗外阴部，隔日一次。

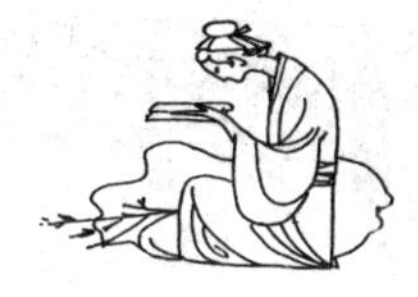

第四章　常见儿科病症草药方

第一节　小儿疳证

小儿疳证多因喂养不当,或因多种疾病影响,致使脾胃受损、气液耗伤,而见全身虚弱羸瘦、面黄发枯等。临床上分为疳气、疳积、干疳等类型。

小儿疳气:多因乳食不节,饥饱失常,损伤脾胃所致。症见形体消瘦、面色萎黄、食欲不振、易发脾气、精神欠佳。

小儿疳积:多因积滞内停,壅滞气机,阻滞肠胃所致。症见形体瘦弱、肚腹膨胀、青筋暴露、好动、食欲减退、好吃零食。

小儿干疳:多因津液干涸、气液耗伤或脾胃虚败、气血衰竭所致,症见形体极度消瘦、皮包骨头、毛发干枯、精神萎靡等。

一、小儿疳气草药方

[方 1]

山楂 20 克,见风青根 12 克,刺梨果 3 克,蜘蛛香 3 克。

[用法]

将药物研细末,调拌蜂蜜冲服,每日 3 次,连服 7 日。

[方 2]

叶开花 60 克,半椿子树根 60 克,麦芽 60 克,萝卜叶 60 克。

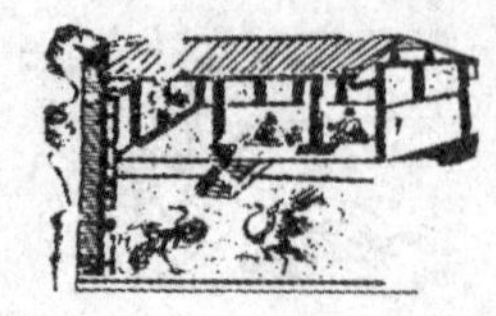

[用法]

将药物煎服,每日 3 次。

[方 3]

鹅不食草 20 克,金不换草 20 克,鲜萹蓄 20 克,苦楝皮6 克。

[用法]

将药物研细末,蒸鸡蛋吞服,每日 1 次,连服半月。

[方 4]

使君子 12 克,苦楝皮 6 克,红枣 20 克,鸡内金 30 克。

[用法]

将药物研细末,调拌蜂蜜冲服,每日 3 次,连服 7 日。

[方 5]

苍耳根 12 克,南瓜藤 20 克,香附子 6 克,麦芽 14 克。

[用法]

将药物研细末,调拌蜂蜜成丸,每日 3 次,连服 7 日。

[方 6]

枳实 12 克,生栀子 6 克,槟榔 6 克,薄荷 3 克。

[用法]

将药物研细末,调拌鸡蛋清,敷贴脐部、足心。

二、小儿疳积草药方

[方 1]

鹅不食草 12 克,小夜关门根 10 克,隔山消 12 克,鸡肝6 克。

[用法]

将药物研细末,蒸鸡肝内服。

[方 2]

大过路黄叶 12 克,地柏枝 10 克,金钱草根 6 克,砂仁 3 克。

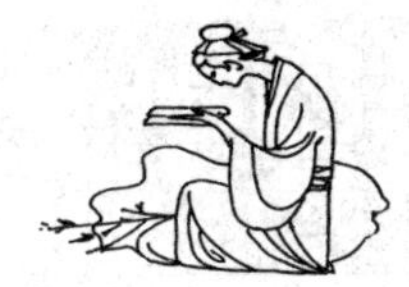

[用法]

将药物研细末服,每日 3 次。

[方 3]

疳积草 60 克,生姜 6 克,葱白 10 克,鸡蛋清 1 个。

[用法]

将药物捣烂,调拌蛋清,敷贴双足心处。

[方 4]

牵牛子 20 克,槟榔 20 克,山楂 60 克,木香 10 克。

[用法]

将药物煎服,每日 3 次。

[方 5]

鱼腥草 30 克,山楂 12 克,麦芽 20 克,老鹳草 12 克,鸡矢藤 30 克。

[用法]

将药物研细末,调拌蜂蜜成丸,每日 3 次,连服 15 日。

[方 6]

紫金牛 6 克,铁线莲 3 克,山荷叶 3 克,萝卜子 2 克。

[用法]

将药物研细末,调拌鸡蛋蒸服,每日 1 次。

三、小儿干疳草药方

[方 1]

斑鸠窝 10 克,合欢根 10 克,杨梅 20 克,地星宿 10 克。

[用法]

将药物煎服,每日 2 次。

[方 2]

蟾酥 0.02 克,鸡内金 30 克,砂仁 6 克,白蔻仁 3 克。

[用法]

将药物研细末,放入蟾蜍肚内,用火焙焦,研末冲服。

[方3]

核桃仁2个,神曲12克,萝卜子14克,红糖6克。

[用法]

将药物研细末,用红糖熬炼成膏冲服,每日1次。

[方4]

新鲜番薯叶30克,荷叶12克,萝卜叶14克,青菜叶20克。

[用法]

将药物煎服,每日3次。

[方5]

五倍子12克,萝卜子14克,香附子12克,食盐20克。

[用法]

将药物炒热后,用布包扎,外用热熨胃脘部。

[方6]

铁扫帚30克,莲子草12克,焦谷芽20克,大枣20克。

[用法]

将药物煎服,每日3次。

第二节 小儿惊风

小儿惊风即惊厥、抽风,发病迅速、病情凶险。临床上分为急惊风、慢惊风两大类。

小儿急惊风:多因外感时邪、暴受惊恐、内蕴痰热等所致。

小儿慢惊风:多因大病之后,或急惊迁延不愈,或脾肾阳虚等所致。

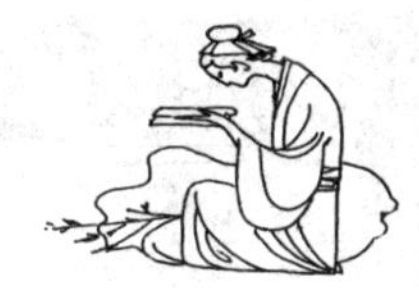

一、小儿急惊风草药方

[方 1]

鲜石菖蒲 12 克,苦瓜根 10 克,远志 6 克,老姜 3 克。

[用法]

将药物煎后灌服。

[方 2]

伏龙肝 6 克,半边莲 3 克,金银花 30 克,猪苦胆 1 个。

[用法]

将药物煎服,每日 2 次。

[方 3]

地龙 20 克,石膏 12 克,薄荷叶 12 克,郁金 6 克。

[用法]

将药物煎服,每日 1 次。

[方 4]

桃树皮 20 克,葱白 20 克,灯芯草 8 克,艾叶 12 克。

[用法]

将药物捣烂,敷贴手心、足心。

[方 5]

葱白 12 克,黄栀子 20 克,鸡蛋清 12 克,桃仁 12 克。

[用法]

将药物捣烂,敷肚脐处。

[方 6]

蜈蚣 12 克,地龙 20 克,僵蚕 6 克,胡椒 6 粒。

[用法]

将药物研细末,调拌芝麻油或蜂蜜,敷贴肚脐处。

[方7]

水仙花20克,僵蚕1个,蚤休2克,蝉蜕10克。

[用法]

将药物研细末,调拌白酒,外用涂搽手心、足心、大椎、胸心、肚脐等处。

二、小儿慢惊风草药方

[方1]

鲜车前草根30克,鲜菊花根30克,钩藤叶12克,龙胆草12克。

[用法]

将药物煎服,每日2次。

[方2]

芙蓉花嫩叶30克,郁李仁14克,桃仁12克,鸡蛋清1个。

[用法]

将药物捣烂,调拌鸡蛋清,敷贴患儿手腕内侧。

[方3]

地柏枝14克,大风藤20克,金银花30克,阎王刺14克。

[用法]

将药物煎服,每日3次。

[方4]

荷叶30克,阳雀花根30克,九头狮子草12克,白菊花12克。

[用法]

将药物煎后,常饮用。

[方5]

兔耳风20克,车前子18克,钩藤20克,排风藤30克。

[用法]

将药物煎服,每日2次。

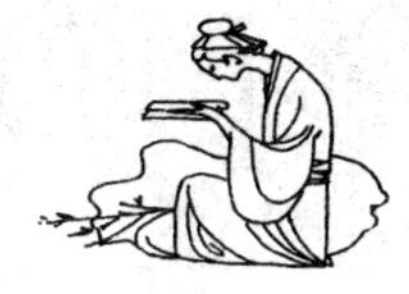

[方6]

追风伞20克,桔梗6克,葛根12克,升麻6克。

[用法]

将药物煎服,每日3次。

[方7]

五匹风12克,辰砂草20克,大风藤12克,僵蚕12克。

[用法]

将药物研细末,调拌蜂蜜冲服,每日1次,连服半月。

第三节　小儿脐风

小儿脐风多因新生儿断脐时使用的物品不洁,或断脐后脐部护理不当,受风冷水湿秽毒之邪所侵而致。临床上分为初期脐风、后期脐风两大类。

小儿初期脐风:断脐后4~7日,常见精神烦躁、口噤难开、颈项强直等。

小儿后期脐风:见口缩唇紧、舌体强硬、牙关紧闭、吞咽困难、颈项强直、角弓反张、四肢抽搐、呼吸喘促等。

一、小儿初期脐风草药方

[方1]

夏枯草30克,鱼腥草12克,葎草20克,车前草12克。

[用法]

将药物捣烂,外贴脐上。

[方2]

虎耳草30克,马蜂窝12克,荆芥10克,蜂蜜8克。

[用法]

将药物研末或捣烂,调拌蜂蜜,外涂搽脐部。

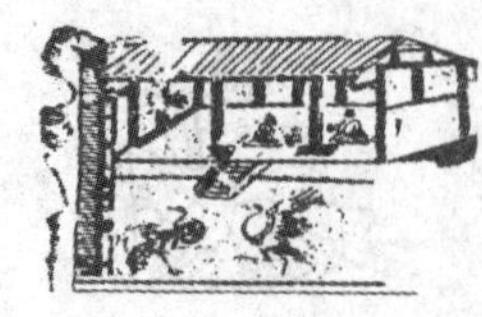

[方3]

金银花20克,薄荷6克,石菖蒲10克,艾叶12克,生姜汁2克。

[用法]

将药物捣烂取汁,外用涂搽脐部或少许内服。

[方4]

赤小豆6克,五灵脂0.3克,草乌0.3克,羊胆汁50克。

[用法]

将药物捣烂,外贴脐上。

[方5]

杏仁12克,虎耳草30克,地龙6克,田螺粉10克。

[用法]

将药物捣烂或研细末,敷贴患儿脐部。

二、小儿后期脐风草药方

[方1]

僵蚕1条,灯芯草20厘米,蝉蜕5个,薄荷0.6克。

[用法]

将药物捣烂或研成细末,敷贴脐部。

[方2]

蜈蚣0.2克,全蝎5个,薄荷4克,田螺1个。

[用法]

将药物研细末,内服少许,或外用涂搽脐部。

[方3]

杏仁12克,龙骨6克,伏龙肝10克,白矾3克。

[用法]

将药物研细末,调拌人乳,外涂脐部,或少许内服。

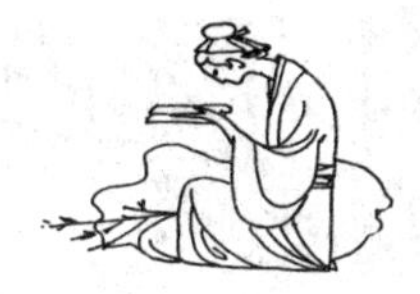

［方 4］

当归 12 克，白石脂 6 克，田螺 1 个，乳香 0.3 克。

［用法］

将药物捣烂，或研细末，调拌鸡蛋清，敷贴脐部。

［方 5］

艾绒 80 克，石菖蒲 10 克，薄荷 3 克，钩藤叶 10 克，生姜 3 克。

［用法］

将药物捣烂，焙干做成艾条，然后灸患儿囟门、人中、承浆、少商等穴。

第四节　小儿虫积

小儿虫积主要因平素饮食不洁，或脾虚胃弱，或久坐湿热之地，穿不洁之衣裤等所致。临床上分为小儿蛔虫、小儿蛲虫两大类型。

小儿蛔虫：多因食入受蛔虫卵污染的食物，或用不洁之手抓握食物所致。症见腹痛、恶心呕吐、口吐清水、肢冷汗出等。

小儿蛲虫：多因食入不洁之物，或穿上沾染虫卵的衣裤等所致。症见肛门瘙痒、睡眠不安、面色苍黄、身体消瘦等。

一、小儿蛔虫草药方

［方 1］

苦楝根皮 12 克，使君子 10 克，槟榔 6 克，乌梅 6 克。

［用法］

将药物煎服，每日 2 次，早晚服，连服 3 日。

［方 2］

石榴皮 14 克，南瓜子 20 克，薏苡仁根 20 克，白杨根皮6 克。

[用法]

将药物研细末,调拌蜂蜜冲服。

[方3]

鹅不食草6克,葱汁2克,百部6克,槟榔6克。

[用法]

将药物煎服,每日2次。

[方4]

五灵脂6克,榧子肉3克,使君子8克,乌梅6克。

[用法]

将药物煎服,每日2次。

[方5]

香附12克,鸡矢藤20克,皂荚2个,枳实6克。

[用法]

将药物研细末,调拌蜂蜜冲服,每日2次。

二、小儿蛲虫草药方

[方1]

萹蓄草30克,金樱根12克,生南瓜子10克,向日葵子6克。

[用法]

将药物煎服,每日1次。

[方2]

马齿苋30克,白头翁20克,番泻叶6克,石榴皮3克。

[用法]

将药物煎服,每日2次。

[方3]

苦参6克,苦楝根皮12克,使君子6克,槟榔6克。

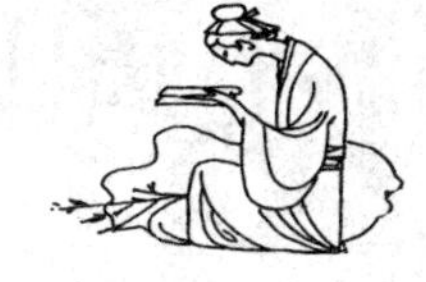

[用法]

将药物研细末,调拌面粉做成条状,外塞患儿肛内。

[方 4]

土木鳖子 6 克,樟脑 2 克,百部 2 克,苦杏仁 6 克。

[用法]

将药物煎后,或研细末,外用涂搽患儿肛门。

[方 5]

白果 6 克,花椒 6 克,蛇床子 4 克,葱白 6 克。

[用法]

将药物煎后,外用搽洗患儿肛门,每日 1 次。

第五节　小儿腹泻

因小儿脾胃虚弱,易感受外邪、内伤饮食,引起脾胃功能失调,水谷不化,精微不布,合污而下,造成小儿腹泻。临床上分为感受外邪、内伤饮食、脾胃虚弱等类型。

感受外邪:小儿脏腑脆嫩,易为外邪所侵,使脾胃运化失职,升降失调,水谷不分,则腹泻。

内伤饮食:小儿调护失宜、哺乳不当、饮食失节或过食生冷瓜果,损伤脾胃,致使腹泻。

脾胃虚弱:因先天禀赋不足、后天调护失宜,或久病不愈,导致脾胃虚弱,脾虚则健运失司,胃弱则不能熟腐水谷,引起腹泻。

一、感受外邪腹泻草药方

[方 1]

鬼针草 20 克,鱼腥草 20 克,老鹳草 12 克,浮小麦 10 克。

[用法]

将药物煎服,每日 3 次。

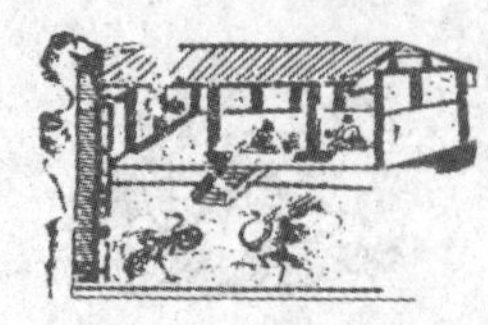

[方2]

鱼腥草12克,水杨梅3克,车前草6克,黄荆叶6克。

[用法]

将药物研细末,调拌蜂蜜冲服。

[方3]

藿香叶12克,陈皮6克,生松毛6克,韭菜根6克。

[用法]

将药物煎服,每日数次。

[方4]

仙人掌根30克,葱白12克,艾叶20克,生姜6克。

[用法]

将药物捣烂,调拌鸡蛋清,敷贴患儿肚脐处。

[方5]

葎草60克,鬼针草60克,艾叶20克,石榴皮20克。

[用法]

将药物煎后,烫洗双足,每日1次。

二、内伤饮食腹泻草药方

[方1]

柞树皮6克,独根草6克,山楂6克,葎草20克。

[用法]

将药物煎服,每日3次。

[方2]

野南瓜12克,地茄子12克,黄荆子10克,大腹皮6克。

[用法]

将药物煎服,每日数次。

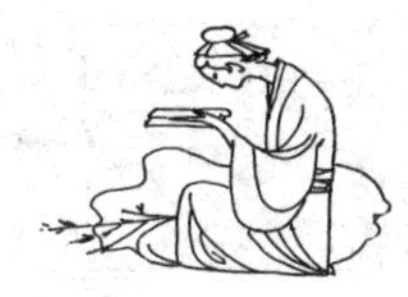

[方3]

仙鹤草6克,荷叶12克,苎麻6克,茶叶0.3克。

[用法]

将药物研细末,调拌蜂蜜冲服,每日3次。

[方4]

白胡椒6个,吴茱萸子20克,五倍子12克,干姜6克。

[用法]

将药物研细末,调拌面粉,敷贴肚脐。

[方5]

高粱米12克,车前草12克,石榴皮12克,伏龙肝10克。

[用法]

将药物煎服,每日2次。

三、脾胃虚弱腹泻草药方

[方1]

葛根3克,土黄连2克,五味子2克,金樱子3克。

[用法]

将药物研细末,调拌蜂蜜或蒸蛋服用,每日1次,连服7日。

[方2]

地石榴12克,川椒末6克,酸浆草30克,凤尾草12克。

[用法]

将药物研细末,调拌面粉,敷贴肚脐。

[方3]

山药12克,车前子20克,红枣10克,苹果1个。

[用法]

将药物煎服,每日数次。

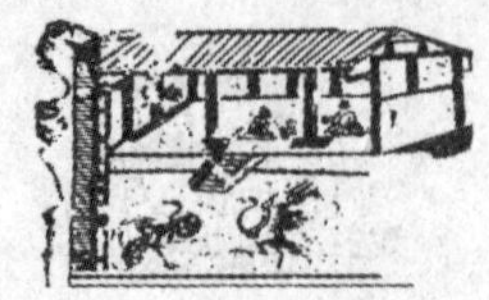

[方4]

鱼腥草12克,田螺3克,浮小麦6克,麻黄根3克。

[用法]

将药物研细末,调拌蜂蜜冲服,每日2次。

[方5]

老鹳草20克,马齿苋12克,刺梨根8克,鸡内金12克。

[用法]

将药物研细末,调拌蛋清蒸服,每日1次,连服半月。

第六节　小儿感冒

小儿感冒多因小儿脏腑娇嫩,肌肤疏薄,卫外不固,加之寒暖不能自调,易于感受外邪;或因气候骤变、冷热失常,外邪乘虚侵袭所致。草药医生将其分为预防小儿感冒和治疗小儿感冒两大类。

预防感冒:应在四时气候变化前,做好预防工作。因小儿体弱,四时变化之邪,易侵袭人体肌表或呼吸道,引起感冒。

感冒:多因风寒、风热、暑邪等外邪所致,症见发热恶寒、头痛、鼻塞流涕、打喷嚏、咳嗽等。

一、预防小儿感冒草药方

[方1]

香茅草12克,金银花10克,竹叶20克,生姜3克。

[用法]

将药物煎后,用蜂蜜冲服,每日数次。

[方2]

野荆芥12克,野苏子12克,枇杷叶6克,贯众12克。

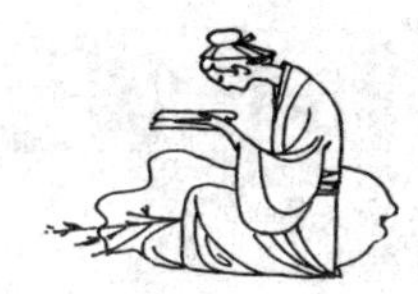

[用法]

将药物煎服,每日1次。

[方3]

野菊花14克,鱼腥草30克,金银花藤20克,葎草30克。

[用法]

将药物煎服,每日数次。

[方4]

麦门冬根12克,金银花藤30克,薄荷12克,大青叶12克。

[用法]

将药物捣烂、煎水后,放入缸内,然后鼻嗅此药气味。

[方5]

野棉花根14克,金竹叶12克,刺黄连6克,马蹄草12克。

[用法]

将药物煎服,每日数次。

[方6]

车前草20克,龙牙草30克,苇根12克,枇杷叶10克。

[用法]

将药物煎服,每日3次。

[方7]

大蒜10克,艾叶30克,薄荷叶20克,大青叶12克,石菖蒲12克。

[用法]

将药物捣烂,放入布袋内,平素挂在小儿胸前。

[方8]

金银花10克,桑叶12克,荷叶20克,马鞭草20克。

[用法]

将药物煎服,每日数次。

二、治疗小儿感冒草药方

[**方**1]

蒲公英12克,桑叶12克,紫苏梗12克,荷叶20克。

[**用法**]

将药物煎服,每日数次。

[**方**2]

地胆头20克,山芝麻10克,山薄荷12克,夏枯草20克。

[**用法**]

将药物煎服,每日数次。

[**方**3]

板蓝根12克,菊花12克,荆芥穗6克,藿香6克。

[**用法**]

将药物煎服,每日2次。

[**方**4]

龙爪叶12克,白虎耳草6克,紫苏叶6克,臭梧桐根10克。

[**用法**]

将药物煎服,每日3次。

[**方**5]

生葱白12克,生姜10克,苏叶20克,苍耳子12克。

[**用法**]

将药物煎后,放入缸内,用鼻嗅。

[**方**6]

大蒜6克,大青叶20克,板蓝根12克,薄荷6克。

[**用法**]

将药物捣烂,放入缸内,用鼻嗅,或敷贴大椎穴、手心、足心。

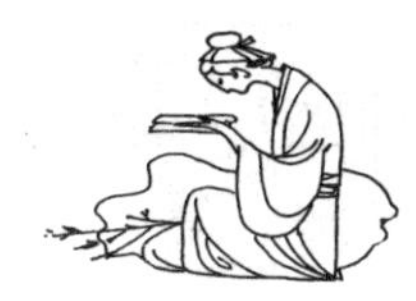

[方7]

绿豆12克，西瓜皮16克，萝卜叶20克，竹叶心6克。

[用法]

将药物煎服，每日数次。

[方8]

夏枯草30克，虎杖12克，柴胡10克，鱼腥草30克。

[用法]

将药物煎服，每日3次。

第七节　小儿咳喘

小儿咳喘多因小儿脏腑脆嫩，卫外不固，易外感六淫邪气，使肺失清肃而咳嗽；或外感咳嗽日久不愈，内伤脏腑功能，造成咳喘。临床上分小儿咳嗽、小儿哮喘两大类。

小儿咳嗽：多因感受外邪，肺失清肃，或痰浊内生，贮肺作咳，或素体虚弱、肺脾受损等，导致小儿咳嗽。

小儿哮喘：多因素体肺脾肾三脏不足，或气候转变、寒暖失调等所致。

一、小儿咳嗽草药方

[方1]

一枝黄花12克，大蓟6克，桔梗6克，枇杷叶10克。

[用法]

将药物煎服，每日3次。

[方2]

大青叶12克，板蓝根12克，山豆根10克，紫草根10克。

[用法]

将药物研细末，调拌凡士林，外敷大椎、华盖等穴。

[方3]

棉花根16克,鱼腥草30克,冬瓜仁14克,桑根皮12克。

[用法]

将药物煎服,每日数次。

[方4]

金钱草12克,萝卜子6克,紫苏子10克,白芥子12克。

[用法]

将药物研细末,调拌凡士林或蛋清,敷贴涌泉、中脘及背心处。

[方5]

满山红叶12克,三棵针6克,茅根10克,大青叶12克。

[用法]

将药物煎服,每日3次。

[方6]

虎耳草12克,地龙6克,蒲公英20克,猪胆1个。

[用法]

将药物捣烂加热后,外用熨烫胸部、背部、手心、足心处。

[方7]

雪梨皮3个,荷叶20克,金樱子12克,鸡矢藤12克,虎杖6克,竹叶12克。

[用法]

将药物煎后,调拌蜂蜜冲服,每日数次。

二、小儿哮喘草药方

[方1]

黄荆子10克,丝瓜藤10克,五味子6克,紫菀4克。

[用法]

将药物煎服,每日3次。

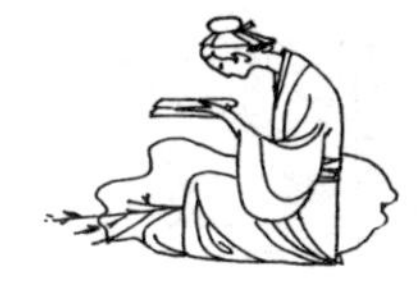

[方2]

海风藤6克，追地风6克，瓜蒌仁3克，橘红3克。

[用法]

将药物研细末，调拌芝麻油，敷贴背部、胸部。

[方3]

岩白菜12克，地龙10克，虎杖20克，穿心莲12克。

[用法]

将药物煎服，每日数次。

[方4]

马鞭草20克，鱼腥草20克，寻骨风根12克，白茅根6克。

[用法]

将药物煎服，每日2次。

[方5]

凤仙花12克，桑叶6克，百合6克，枸杞根12克。

[用法]

将药物研细末，放置在鸡蛋中加入少许冰糖，蒸后同服。

[方6]

鹿衔草20克，五味子12克，香附4克，棉花根12克。

[用法]

将药物研细末，调拌蜂蜜冲服，每日3次。

[方7]

虎杖12克，葱白3克，三棱3克，薄荷2克，香附6克。

[用法]

将药物研细末，调拌凡士林，敷贴大椎、涌泉等穴。

第八节　小儿百日咳

百日咳多因外感时行疠气侵入肺脏，导致肺失肃降所致。

临床上分为初期、后期两大类。

小儿百日咳初期:多因疫毒之邪由口鼻入侵,症见咳嗽、喷嚏、流涕等。

小儿百日咳后期:均在发病后两周,多因邪郁化热化火,火热熏灼肺津,炼液为痰,阻塞气道所致。症见咳嗽持续,日轻夜重等。

一、小儿百日咳初期草药方

[方1]

款冬花12克,毛化红10克,冬瓜仁6克,蜂蜜20克。

[用法]

将药物研细末,调拌蜂蜜成丸,每日2次,连服7日。

[方2]

车前子10克,木瓜6克,茶叶3克,冰糖30克。

[用法]

将药物蒸后服用,每日1次。

[方3]

金银花藤12克,冬菊12克,钩藤6克,鱼腥草20克。

[用法]

将药物煎服,每日3次。

[方4]

金橘叶6克,刀豆子6克,雪梨1个,荷叶20克。

[用法]

将药物煎服,每日数次。

二、小儿百日咳后期草药方

[方1]

鱼腥草30克,百部8克,白僵蚕6克,甘草3克。

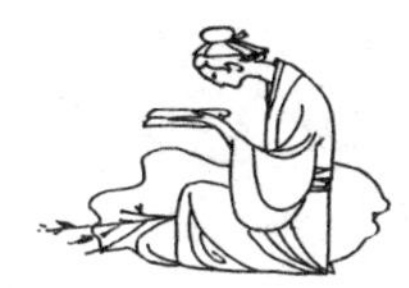

[用法]

将药物煎服,每日1次。

[方2]

大蒜6克,鸡苦胆1个,枇杷叶6克,萝卜子6克,艾叶80克。

[用法]

将药物炒热后,用纱布包扎,熨烫胸背、手足心处。

[方3]

鹅不食草30克,泥鳅串根20克,土牛膝20克,兰香草20克。

[用法]

将药物煎服,每日3次。

[方4]

浮萍草12克,干枇杷花6克,薄荷叶3克,建兰叶6片。

[用法]

将药物捣烂,调拌蜂蜜或鸡蛋清,敷贴胸背部。

第九节 小儿遗尿

小儿遗尿多因下元虚寒、肾气不足,或脾肺气虚、膀胱失约,或肝经湿热、火热内迫等所致。临床上分为肾虚遗尿、气虚遗尿两大类。

肾虚遗尿:多因肾气不足,下元虚冷,不能温养膀胱,膀胱气化功能失调,不能制约水道,导致遗尿。

气虚遗尿:多因肺气虚弱,气虚下陷,不能固摄,膀胱失约而致遗尿。

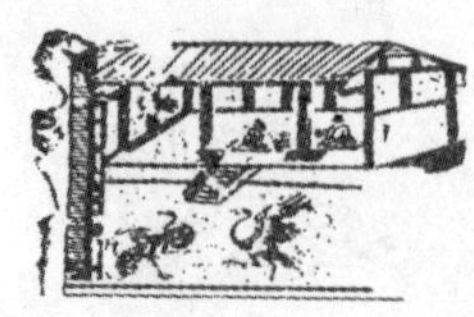

一、小儿肾虚遗尿草药方

[方1]

桑螵蛸6克,益智仁6克,补骨脂4克,田螺2克。

[用法]

将药物研成细末,调拌蜂蜜冲服,每日2次,连服半月。

[方2]

覆盆根12克,金樱子12克,五味子10克,桑树根3克。

[用法]

将药物煎服,每日3次。

[方3]

车前子12克,锁阳3克,黑小豆12克,小茴香6克。

[用法]

将药物煎服,每日2次。

[方4]

双肾草20克,大合欢20克,血人参12克,夜交藤12克。

[用法]

将药物煎服,每日数次。

[方5]

葱白12克,金樱子20克,棉花根12克,白胡椒6克。

[用法]

将药物捣烂或研细末,调拌芝麻油或鸡蛋清,敷贴脐中。

二、小儿气虚遗尿草药方

[方1]

韭菜子12克,柿蒂6克,白果肉3克,红枣12克。

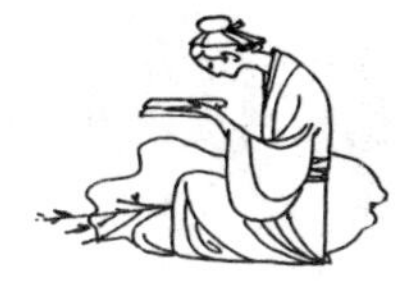

[用法]

将药物煎服,每日 2 次。

[方 2]

益智仁 12 克,桑螵蛸 10 克,菟丝子 10 克,猪小肚 1 个。

[用法]

将药物装入猪小肚内,然后炖服,每日 1 次,连服 7 日。

[方 3]

核桃 1 个,五味子 5 粒,菟丝子 10 粒,萝卜子 10 粒。

[用法]

将药物用白酒浸后,焙干研细末,调拌蜂蜜冲服,每日 1 次。

[方 4]

鸡血藤 20 克,桃仁 12 克,姜汁 3 克,老鹳草 20 克。

[用法]

将药物研细末,调拌麻油,敷贴足心处。

[方 5]

石菖蒲 20 克,艾叶 20 克,陈皮 10 克,香附 6 克,丝瓜藤 20 克。

[用法]

将药物捣烂加热,敷贴小腹部、腰眼穴等处。

第十节　小儿发烧

小儿发烧多因外感六淫疫气,或饮食停滞,积而不化所致。临床上分为食积发烧、感冒发烧、不明原因发烧等类型。

食积发烧:多因小儿食滞胃脘,脾胃运化功能失调,宿食停滞,积而不化所致。症见手心、足心发热,脘腹胀满,不思饮食等。

感冒发烧:多因四时气候变化,感受六淫疫气之邪引起。症见发烧突然,伴有感冒、咳嗽、流鼻涕等症状。

不明原因发烧:多因各种无名虫咬,或外伤感毒,或脏腑病变转化等因素，引起发烧、神昏不语等症状。

一、小儿食积发烧草药方

[方1]
西瓜皮20克，丝瓜叶20克，竹叶心30克，马齿苋20克。
[用法]
将药物煎服，每日数次。
[方2]
枸杞子6克，水仙花4克，金银花30克，柠檬3克。
[用法]
将药物煎服，每日数次。
[方3]
灯芯草0.6克，竹叶12克，伏龙肝12克，鸡蛋清1个。
[用法]
将药物捣烂，调拌蛋清，敷贴脘腹部。
[方4]
桑皮6克，萝卜子12克，鸡内金12克，麦芽12克。
[用法]
将药物研细末，调拌蜂蜜冲服，每日数次。
[方5]
荷叶12克，茶叶0.2克，鸡矢藤20克，鱼腥草30克。
[用法]
将药物煎服，每日数次。

二、小儿感冒发烧草药方

[方1]
黑豆12克，绿豆12克，荷叶20克，鱼腥草30克。

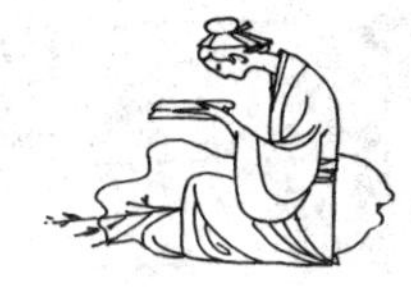

[用法]

将药物煎服,每日数次。

[方2]

虎杖20克,夏枯草20克,葎草30克,蒲公英20克。

[用法]

将药物煎服,每日数次。

[方3]

板蓝根20克,柴胡2克,石膏20克,芭蕉根10克。

[用法]

将药物煎后,用药水拍打大椎、脘腹部、手心、足心等处。

[方4]

鱼腥草20克,桑叶10克,车前草10克,鹅儿肠草20克。

[用法]

将药物煎服,每日数次。

[方5]

大青叶12克,西瓜皮20克,薄荷3克,板蓝根12克。

[用法]

将药物煎服,每日数次。

三、小儿不明原因发烧草药方

[方1]

葛根12克,郁李仁10克,苦参8克,白芷6克。

[用法]

将药物煎后,外用药水淋浴全身,然后用白酒搽手心、足心、背心,以皮肤发热为度。

[方2]

雄黄0.3克,生姜汁0.6克,萝卜汁3克,鸡蛋清1个。

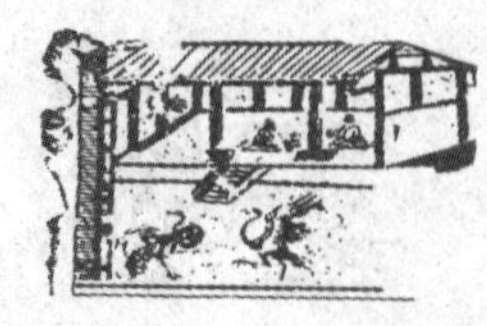

[用法]

将药物调拌后，外用拍打手心、足心、背心等处。

[方3]

浮萍6克，地龙12克，茶叶6克，苦瓜6克。

[用法]

将药物捣烂，敷贴脐中、大椎等穴。

[方4]

菊花12克，苏叶12克，芦根6克，桔梗6克。

[用法]

将药物煎服，每日数次。

[方5]

穿心莲6克，大青叶12克，田螺1个，蝉蜕3克，薄荷1克。

[用法]

将药物研细末，调拌蜂蜜或芝麻油，贴大椎穴及胸部等处。

第十一节　小儿呕吐

小儿呕吐多因乳食积滞，或胃有积热，或脾胃虚寒，或肝气犯胃等，导致胃失和降，气逆于上，脾胃功能失调而引起。临床上分为脾胃虚寒呕吐、乳食积滞呕吐两大类。

脾胃虚寒呕吐：多因外感风寒、过食生冷物品，或脾胃素虚等所致。

乳食积滞呕吐：多因小儿喂养不当，乳食过多，积滞胃中，损伤脾胃，以致胃不受纳，脾失运化等所致。

一、小儿脾胃虚寒呕吐草药方

[方1]

炒麦芽6克，橘红3克，鸡蛋壳0.3克，陈皮3克。

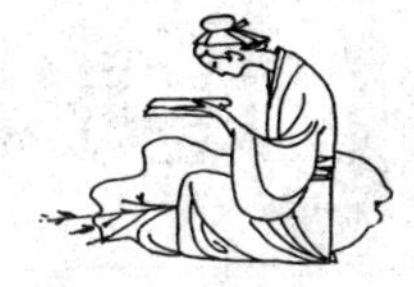

[用法]

将药物研细末,调拌红糖水冲服,每日2次。

[方2]

绿豆粉6克,鸡蛋清1个,艾叶20克,葱白10克。

[用法]

将药物捣烂,敷贴足心处。

[方3]

柿蒂3枚,刀豆壳6克,丝瓜藤20克,生姜1小片。

[用法]

将药物煎服,每日数次。

[方4]

枸杞叶12克,桑叶12克,鸡内金14克,鱼腥草10克,老鹳草6克。

[用法]

将药物煎服,每日数次。

[方5]

伏龙肝12克,竹茹6克,生姜6克,红糖30克。

[用法]

将药物煎服,每日2次。

[方6]

陈醋60克,明矾6克,面粉20克,生姜12克。

[用法]

将药物捣烂,炒热调拌后,敷贴足心。

二、小儿乳食积滞呕吐草药方

[方1]

南瓜蒂12克,苏叶6克,苦瓜根3克,炒山楂6克。

[用法]

将药物煎服,每日数次。

[方2]

麦芽6克,山楂12克,神曲3克,鱼腥草20克。

[用法]

将药物煎服,每日数次。

[方3]

萝卜叶20克,甘蔗20克,车前草12克,葎草20克。

[用法]

将药物煎服,每日数次。

[方4]

虎杖12克,仙人掌6克,白苎麻10克,五倍子2个。

[用法]

将药物捣烂,调拌麻油,敷贴中脘处。

[方5]

通花根6克,香附子3克,金沸草花6克,泥鳅串6克。

[用法]

将药物煎服,每日数次。

[方6]

隔山消12克,茴香根6克,柿蒂6个,伏龙肝6克。

[用法]

将药物煎服,每日数次。

第十二节　小儿汗证

小儿汗证有自汗、盗汗之分。睡中汗出,醒时汗止者,称盗汗;不分寤寐,无故汗出者,称自汗。盗汗多属阴虚,自汗多为阳虚。但小儿汗证往往自汗、盗汗并见。

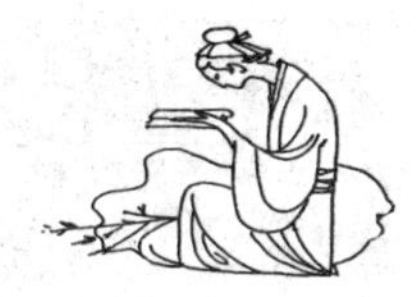

自汗:多因小儿脾胃失调,或元气未充,腠理不密等所致。症见平素稍动身体则出汗,多在背心、手心、头额处。

盗汗:多因小儿气血虚弱,或暴病、重病、久病之后,气血损伤所致。症见夜间睡眠中汗出,多在头、胸、颈部。

一、小儿自汗草药方

[方1]

桑叶12克,山毛桃10克,山萸肉12克,大枣10克。

[用法]

将药物煎服,每日数次。

[方2]

浮小麦12克,麻黄根12克,甘蔗皮10克,牡蛎6克。

[用法]

将药物煎服,每日数次。

[方3]

马齿苋20克,梧桐子6克,山药12克,谷芽10克。

[用法]

将药物煎服,每日3次。

[方4]

鱼腥草20克,酸枣仁12克,乌梅12克,小麦30克。

[用法]

将药物研细末,调拌蜂蜜冲服,每日数次。

[方5]

金樱子根12克,糯稻根12克,苹果1个,白节藕12克。

[用法]

将药物煎服,每日数次。

二、小儿盗汗草药方

[方1]

金樱子根12克,五倍子12克,桑螵蛸6克,鱼腥草20克。

[用法]

将药物研细末,调拌蜂蜜冲服,每日2次,连服7日。

[方2]

何首乌12克,糯稻根须10克,桑葚子10克,五味子3克。

[用法]

将药物煎服,每日数次。

[方3]

凤凰衣3克,大枣5个,向日葵茎髓20克,红糖12克。

[用法]

将药物煎服,每日3次。

[方4]

麻黄根12克,桑树根6克,白及4克,车前草10克。

[用法]

将药物煎服,每日数次。

[方5]

田螺1个,荷叶12克,鱼腥草20克,浮小麦12克。

[用法]

将药物研细末,调拌蜂蜜成丸,每日2次,连服7日。

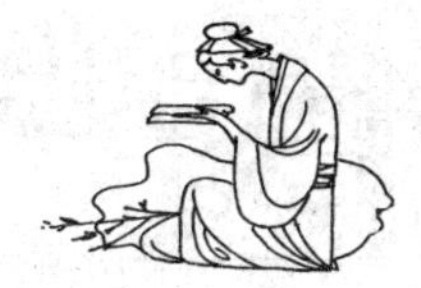

第五章 常见五官科病症草药方

第一节 牙 痛

牙痛多因风邪、火邪侵犯，伤及牙体，邪聚不散，气血滞留，瘀阻脉络而成。临床上分为风火牙痛、胃火牙痛、虚火牙痛等类型。

风火牙痛：多因风火之邪郁结于牙龈，瘀阻脉络所致。症见牙龈红肿疼痛，患处得冷则痛减，受热则痛增等。

胃火牙痛：多因胃火炽盛，循经上炎，伤脉络则渗血，伤肌膜则化腐成脓。症见牙齿疼痛，牙龈红肿，出脓渗血，肿连腮颊等。

虚火牙痛：多因肾阴虚，虚火上炎，结于齿龈所致。症见牙齿隐隐作痛，牙龈微红，牙齿浮动，咬物无力，午后痛剧等。

一、风火牙痛草药方

[方 1]

菊花叶 30 克，大青叶 30 克，马齿苋 20 克，鱼腥草 30 克。

[用法]

将药物煎服，每日数次。

[方 2]

小合欢 6 克，野棉花 6 克，白胡椒 0.3 克，薄荷 0.3 克。

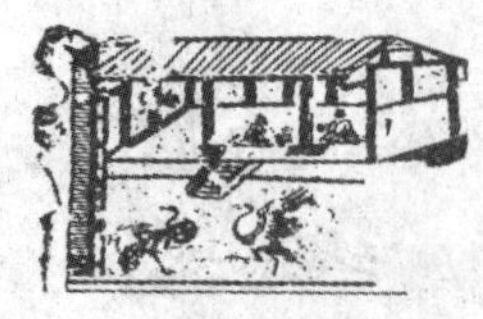

[用法]

将药物研细末,调拌芝麻油,外塞于牙痛处。

[方3]

野青菜根20克,野薄荷6克,木通皮6克,冰片0.2克。

[用法]

将药物捣烂,调拌面粉,涂搽患处。

[方4]

两面针20克,芫花根6克,鹅不食草20克,薄荷叶6克。

[用法]

将药物捣烂,调拌盐水,外涂搽患处。

[方5]

鸡矢藤20克,黄荆根30克,蛇莓12克,荆芥12克。

[用法]

将药物捣烂取汁,外用搽洗患处。

二、胃火牙痛草药方

[方1]

青扁柏树叶20克,路路通20克,龙胆草20克,藏青果10克。

[用法]

将药物煎服,每日数次。

[方2]

马鞭草20克,苎麻根12克,金银花12克,山豆根12克。

[用法]

将药物煎服,每日3次。

[方3]

地星宿30克,地松12克,辰砂草20克,龙胆草20克。

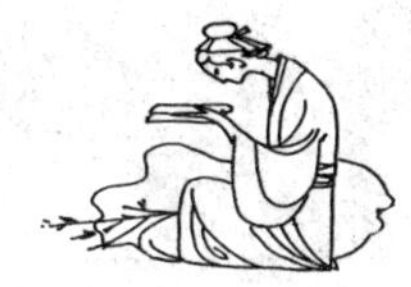

[用法]

将药物捣烂，敷贴腮部痛处。

[方4]

小茴香12克，苏梗10克，露蜂房12克，排风藤20克。

[用法]

将药物煎服，每日3次。

[方5]

夏枯草20克，桑根12克，荷叶20克，苦瓜20克。

[用法]

将药物煎后，加入蜂蜜冲服，每日数次。

三、虚火牙痛草药方

[方1]

淡竹叶20克，地骨皮12克，老丝瓜1个，芭蕉心20克。

[用法]

将药物煎服，每日3次。

[方2]

杨梅树皮12克，夏枯草30克，蒲公英20克，鱼腥草30克。

[用法]

将药物煎服，或外用搽洗患处。

[方3]

仙鹤草根30克，曼陀罗子6克，红土茯苓12克，马鞭草12克。

[用法]

将药物捣烂，调拌芝麻油，外塞痛处。

[方4]

旱莲草20克，薄荷30克，大青叶6克，穿心莲12克。

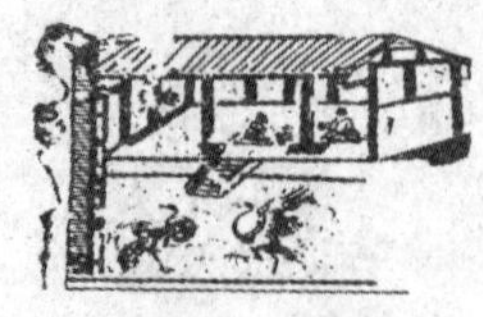

[用法]

将药物煎服,每日数次。

[方5]

威灵仙12克,茶叶12克,生姜6克,大蒜6克。

[用法]

将药物捣烂,调拌麻油、蛋清,敷贴合谷、涌泉穴。

第二节 口 臭

口臭多因上焦湿热,积聚脾胃,或口腔溃烂所致。临床上分为脾胃湿热口臭、口腔溃烂口臭两种类型。

脾胃湿热口臭:多因饮食失节,脾胃运化失调,湿热积聚所致。症见出气口臭、腹胀、心烦等。

口腔溃烂口臭:多因湿热上蒸口腔,引起口腔溃烂。症见口腔干燥、唾液减少、口臭等。

一、脾胃湿热口臭草药方

[方1]

鲜竹叶心20克,大青叶10克,木通10克,麦门冬12克。

[用法]

将药物煎服,每日数次。

[方2]

香薷12克,大枣20克,香附6克,鱼腥草20克。

[用法]

将药物煎服,每日数次。

[方3]

甜瓜子粉6克,丁香0.3克,香白芷0.3克,甘草2克。

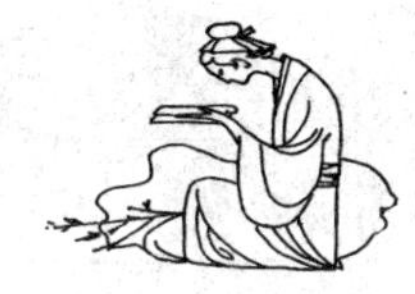

[用法]

将药物煎后,漱口。

[方 4]

竹叶心 20 克,荷叶 12 克,苦瓜藤 20 克,丝瓜藤 20 克。

[用法]

将药物煎服,每日数次。

二、口腔溃烂口臭草药方

[方 1]

野菊花 20 克,鲜侧柏 20 克,板蓝根 20 克,金银花 12 克。

[用法]

将药物煎后,调拌蜂蜜冲服,每日数次。

[方 2]

马鞭草 30 克,两面针 12 克,地龙 20 克,茅根 12 克。

[用法]

将药物煎服,每日数次。

[方 3]

枯矾 0.3 克,田螺 6 克,薄荷 12 克,石菖蒲 12 克。

[用法]

将药物煎后或浸泡白水后,外用洗口腔。

[方 4]

野蔷薇 12 克,石榴皮 12 克,茅根 10 克,大青叶 12 克。

[用法]

将药物煎后,外用搽洗口腔。

第三节 喉 蛾

喉蛾多因风热、虚火结聚于喉部所致,症见喉部腭扁桃体红肿

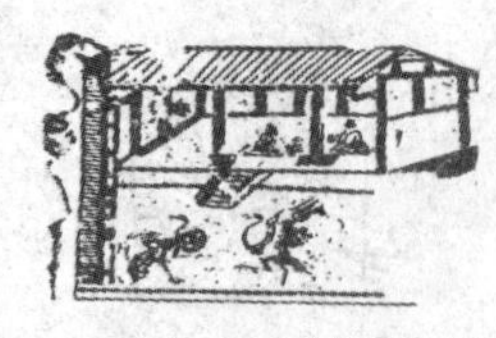

胀大、吞咽困难等。临床上分为风热喉蛾、虚火喉蛾两种证型。

风热喉蛾：多因风热邪毒侵袭咽喉，内侵肺胃，引动肺胃火热上蒸，或风热之邪结聚，烧灼津液，故喉核红肿胀痛。

虚火喉蛾：多因脏腑虚损，虚火上炎所致。小儿多因先天禀赋不足、后天肺脾气虚，感染邪毒所致。

一、风热喉蛾草药方

[方1]

荔枝草12克，桔梗10克，车前草12克，穿心莲10克。

[用法]

将药物煎后，调拌蜂蜜冲服，每日数次。

[方2]

蒲公英20克，金银花30克，山豆根12克，牛蒡子20克。

[用法]

将药物煎服，或捣烂敷贴喉部痛处。

[方3]

地苦胆20克，毛青冈12克，秋海棠根12克，鬼针草6克。

[用法]

将药物煎服，每日数次。

[方4]

山豆根20克，板蓝根20克，芦根12克，薄荷叶12克。

[用法]

将药物煎服，每日数次。

[方5]

蒲公英20克，大青叶14克，苦瓜藤20克，荷叶30克。

[用法]

将药物捣烂，敷贴喉部患处，或内服。

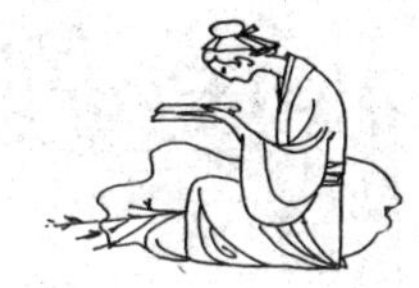

二、虚火喉蛾草药方

[方1]

葛根12克,虎杖20克,荆芥穗12克,昆布6克。

[用法]

将药物煎后,调拌蜂蜜冲服,每日数次。

[方2]

威灵仙20克,山豆根12克,牛蒡子12克,鱼腥草30克。

[用法]

将药物研细末,调拌蜂蜜成丸,每日3次,连服7日。

[方3]

桑叶12克,菊花20克,金果榄20克,金银花20克。

[用法]

将药物煎服,每日数次。

[方4]

筋骨草12克,丝瓜络6克,菊花12克,地龙20克。

[用法]

将药物捣烂,敷贴喉部痛处。

[方5]

蒲公英30克,山豆根20克,金果榄12克,夏枯草20克。

[用法]

将药物煎服,每日数次。

第四节　声　哑

声嘶多因风热邪毒侵袭,引动肺胃之热,或久病肺金受损、肾阴不足等所致。临床上分为急性声嘶、慢性声嘶两大类。

急性声嘶:多因风热、风寒之邪,侵犯咽喉,内犯肺胃,引动肺胃积热循经上升,或寒邪凝聚于喉所致。

慢性声嘶:多因肺肾亏虚,虚火上炎于咽喉,或长期讲话音调太高所致。

一、急性声嘶草药方

[方1]

萝卜汁12克,生姜0.3克,薄荷3克,丝瓜1条。

[用法]

将药物煎服,每日数次。

[方2]

雪梨3个,橘皮12克,蝉蜕6克,牛蒡子根12克。

[用法]

将药物蒸冰糖服用。

[方3]

山豆根60克,菊花20克,桔梗12克,麦门冬12克。

[用法]

将药物煎后,调拌蜂蜜冲服,每日3次。

[方4]

地苦胆10克,威灵仙叶12克,板蓝根20克,金银花20克。

[用法]

将药物煎服,每日数次。

[方5]

大蒜6克,生姜3克,艾叶20克,鸡蛋清1个。

[用法]

将药物捣烂,敷贴大椎、涌泉穴。

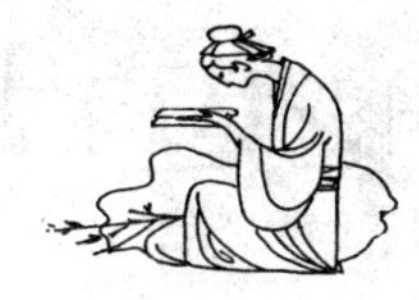

二、慢性声嘶草药方

[方 1]

乌梅肉 20 克，食盐 0.1 克，白菊花 12 克，茶叶 6 克。

[用法]

将药物煎服，每日数次。

[方 2]

胖大海 30 克，生冬瓜子 12 克，桑叶 10 克，地龙 6 克。

[用法]

将药物煎服，每日数次。

[方 3]

枇杷叶 12 克，石菖蒲 6 克，郁金 6 克，鲜槐花子 6 克。

[用法]

将药物煎服，每日 3 次。

[方 4]

芦根 12 克，牛蒡子 20 克，鱼腥草 30 克，虎杖 20 克。

[用法]

将药物研细末，调拌蜂蜜成丸，每日 3 次，连服 7 日。

[方 5]

蒲公英 30 克，丝瓜络 20 克，夏枯草 12 克，穿心莲 20 克。

[用法]

将药物煎服，或捣烂敷贴咽喉部或大椎穴。

第五节　睑腺炎

睑腺炎（麦粒肿）多因外感风热毒邪，或过食辛辣炙煿，脾胃蕴积热毒，或体质虚弱，卫外不固，感受风毒所致。临床上分为初期睑腺炎、后期睑腺炎两类。

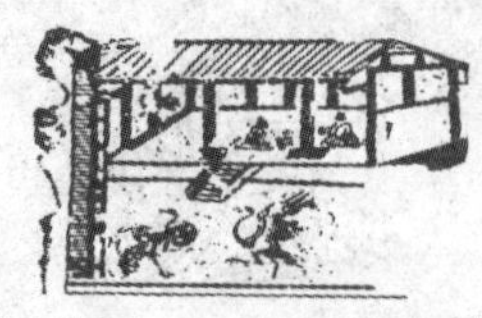

初期睑腺炎：发病迅速，胞睑微痒隐痛，患处皮肤微肿微红，逐渐形成硬结。

后期睑腺炎：患处出现黄白色脓点，红肿疼痛，垂头时疼痛加剧，脓成溃破，排脓始愈。

一、初期睑腺炎草药方

[方1]

白菊花6克，蒲公英14克，芙蓉花叶12克，薄荷6克。

[用法]

将药物煎后，外用熏洗患处。

[方2]

淡竹叶30克，紫花地丁12克，葎草20克，鱼腥草30克。

[用法]

将药物煎服，或外用搽洗患处。

[方3]

水案板20克，蒲公英30克，青鱼胆草12克，荷叶14克。

[用法]

将药物煎后内服或外洗患处。

[方4]

枸杞叶12克，桑叶10克，白菊花12克，芙蓉花14克。

[用法]

将药物煎后，调拌蜂蜜冲服，每日数次。

二、后期睑腺炎草药方

[方1]

赤小豆6克，鲜生地黄14克，米醋6克，鸡蛋清1个。

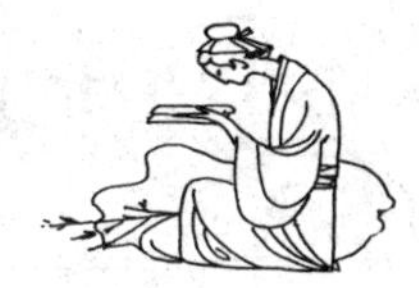

[用法]

将药物捣烂取汁,外涂搽患处。

[方2]

金银花30克,野菊花20克,蒲公英20克,夏枯草30克。

[用法]

将药物煎服,或外用搽洗患处。

[方3]

千里光12克,三棵针根30克,一枝黄花12克,夏枯草12克。

[用法]

将药物煎后外洗患处。

[方4]

穿心莲12克,大青叶10克,夏枯草20克,桑叶8克。

[用法]

将药物煎服,每日数次。

第六节 眼 翳

眼翳多因脾胃湿热蕴积,又外受风邪侵袭,致使风热湿邪上犯所致。临床上分急性眼翳、慢性眼翳两类。

急性眼翳:多在春夏季节发病,每遇风吹日晒,眼部奇痒难忍。

慢性眼翳:多因长期风热湿邪上犯,郁遏脉络,气滞血瘀所致,症见上睑结膜或角膜缘处有一个或数个黄灰色、暗红色隆起,伴有轻微畏光、涩痛、眼流泪等。

一、急性眼翳草药方

[方1]

蒲公英20克,金银花20克,小田基黄12克,夏枯草20克。

[用法]

将药物煎后外洗,或制成眼药水,滴入眼部。

[方2]

桑叶12克,侧柏叶12克,芙蓉叶12克,人乳20克。

[用法]

将药物捣烂,用人乳调和,敷贴眼部。

[方3]

菊花20克,车前草12克,金银花20克,桑叶20克。

[用法]

将药物煎后,当茶饮用。

[方4]

荆芥12克,夏枯草20克,蒲公英20克,香附6克。

[用法]

将药物煎服,每日3次。

[方5]

野菊花30克,鱼腥草20克,虎杖20克,蒲公英30克。

[用法]

将药物煎后内服或外洗眼部。

二、慢性眼翳草药方

[方1]

鲜薄荷叶20克,野菊花20克,蒲公英20克,白矾6克。

[用法]

将药物捣烂取汁,敷贴眼部。

[方2]

茜草叶6克,山青菜叶6克,路边姜2克,荷叶10克。

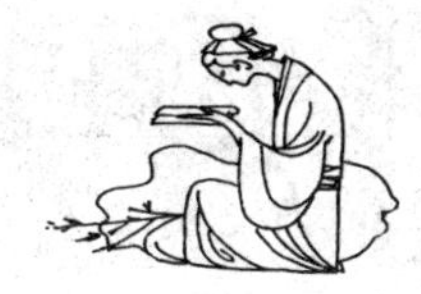

[用法]

将药物捣烂，调拌鸡蛋清，敷贴患处。

[方3]

丁香花叶20克，夏枯草20克，龙胆草20克，败酱草20克。

[用法]

将药物煎服，每日数次。

[方4]

茶叶6克，桑叶12克，竹叶心20克，覆盆子叶12克。

[用法]

将药物煎后，外用搽洗眼部。

[方5]

葎草30克，夏枯草20克，车前草20克，荷叶30克。

[用法]

将药物煎后内服或外洗眼部。

第七节 鼻 衄

鼻衄多因肺经热盛、胃热炽盛、肝火上逆、肝肾阴虚、脾不统血等所致。临床上分为肺胃燥热、肝肾阴虚、脾不统血等证型。

肺胃燥热：多因邪热灼伤鼻窍脉络，或热邪侵犯肺胃，循经上升于鼻，迫血外溢。

肝肾阴虚：多因肝火上炎，伤及血络，迫血外溢，或情志变化，肝火妄动，则鼻衄反复出现。

脾不统血：多因脾气虚，则气不摄血，血外溢为鼻衄，症见面色不华、饮食减少、神疲懒言等。

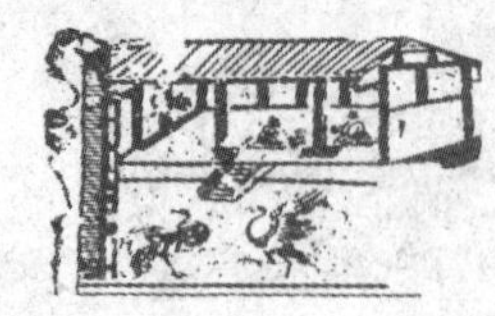

一、肺胃燥热鼻衄草药方

[方1]

地龙30克,侧柏叶20克,荷叶20克,鱼腥草30克。

[用法]

将药物煎服,每日数次。

[方2]

仙鹤草12克,荆芥穗8克,荷叶12克,丝瓜络12克。

[用法]

将药物煎服,每日数次。

[方3]

茜草根20克,虎杖12克,竹叶心20克,萝卜叶20克。

[用法]

将药物煎服,每日数次。

[方4]

绿豆粉3克,细茶叶3克,桑叶6克,荷叶12克。

[用法]

将药物研细末,调拌蜂蜜冲服,每日数次。

二、肝肾阴虚鼻衄草药方

[方1]

棉花根30克,茅根20克,小蓟12克,白糖30克。

[用法]

将药物熬炼成糖膏冲服。

[方2]

菊花叶20克,紫背浮萍12克,白萝卜30克,车前草30克。

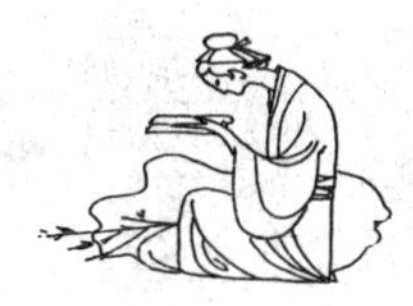

[用法]

将药物捣烂,调拌蜂蜜或蛋清、芝麻油,敷贴大椎穴。

[方3]

马鞭草30克,鱼腥草30克,夏枯草20克,葎草20克。

[用法]

将药物煎服,每日数次。

[方4]

大青叶30克,百草霜6克,羊蹄根12克,小蓟草12克。

[用法]

将药物捣烂,外塞鼻孔。

三、脾不统血鼻衄草药方

[方1]

血余炭12克,茅根12克,栀子12克,地木耳12克。

[用法]

将药物煎服,每日数次。

[方2]

石榴皮12克,莲蓬壳10克,仙鹤草6克,茜草根12克。

[用法]

将药物煎服,每日数次。

[方3]

大蒜12克,艾叶12克,生姜2克,鸡蛋清1个。

[用法]

将药物捣烂,敷贴足心处。

[方4]

藕节12克,浮小麦10克,鱼腥草20克,丝瓜藤10克。

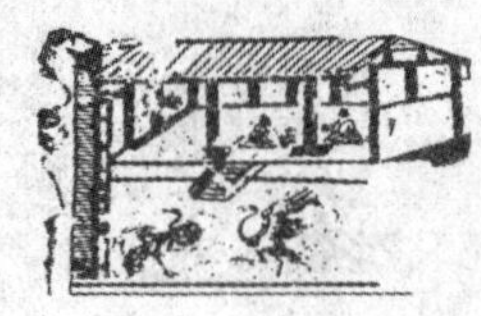

[用法]

将药物煎服,每日数次,或外用捣烂,塞于鼻孔处。

第八节 鼻 渊

鼻渊多因外感风热邪盛,或脏腑虚损等所致,症见头隐痛,鼻窍流黄水,点点滴滴,鼻塞、嗅觉减退等。临床上分实证鼻渊、虚证鼻渊两类。

实证鼻渊:多因外感风邪热毒,或风寒侵袭久而化热,或湿热之邪内犯等所致。

虚证鼻渊:多因肺气虚弱,营气难于上布鼻窍,易为病邪所犯,或脾气虚弱,运化失常,湿浊内聚,久郁化热所致。

一、实证鼻渊草药方

[方 1]

夏枯草 20 克,薄荷 3 克,桔梗 6 克,石菖蒲 6 克。

[用法]

将药物煎服,每日数次。

[方 2]

鲜藕节 6 克,薄荷脑 0.1 克,陈皮 3 克,辛夷 3 克。

[用法]

将药物研细末,外用吹入鼻孔。

[方 3]

丝瓜根 30 克,菊花根 30 克,板蓝根 30 克,桑根 12 克。

[用法]

将药物煎服,每日数次。

[方 4]

金银花 12 克,瓦松 6 克,藿香 6 克,旱莲草 12 克。

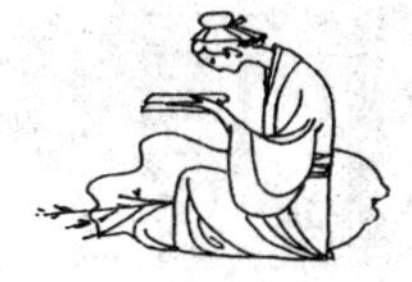

[用法]

将药物捣烂,外塞鼻孔。

[方5]

刀豆壳12克,玉米须12克,鹅不食草30克,茶叶6克。

[用法]

将药物研细末,调拌面粉,外塞鼻孔。

二、虚证鼻渊草药方

[方1]

丝瓜藤20克,西瓜蒂12克,鱼腥草12克,冰片0.2克。

[用法]

将药物研细末,吹入鼻孔。

[方2]

野菊花20克,虎杖12克,苍耳子12克,鱼腥草30克。

[用法]

将药物煎服,每日数次。

[方3]

鹅不食草12克,葱白6克,南瓜藤12克,丝瓜藤12克。

[用法]

将药物捣烂取汁,外用滴入鼻孔。

[方4]

荔枝草30克,牵牛花12克,荷叶20克,丝瓜根12克。

[用法]

将药物捣烂,外塞鼻孔。

[方5]

鱼腥草30克,野菊花20克,金丝草20克,豆豉姜8克,桔梗10克。

[用法]

将药物煎服,每日数次。

第九节 脓 耳

脓耳多因外受风热湿邪侵袭,内因肝、胆、肾、脾等脏腑功能失调所致。临床上分为急性脓耳、慢性脓耳两大类。

急性脓耳:多因风热之邪困结耳窍所致,症见起病较急,耳内疼痛、耳鸣、听力障碍、耳内发胀等。

慢性脓耳:多因脾肾亏虚,邪毒侵袭所致,症见耳部流脓,时流时止,脓色白或黄稠,或脓液量多等。

一、急性脓耳草药方

[方1]

五倍子0.6克,蛇蜕0.6克,冰片0.3克,枯矾0.3克。

[用法]

将药物研细末,外用吹入耳内。

[方2]

虎耳草30克,冰片0.6克,陈皮炭3克,芝麻油6克。

[用法]

将药物捣烂,调芝麻油,外塞入耳内。

[方3]

菊花叶30克,夏枯草10克,粉草10克,蒲公英30克。

[用法]

将药物煎服,每日数次。

[方4]

凤尾草30克,车前草20克,荷叶30克,苦参12克。

[用法]

将药物捣烂取汁,外用滴入耳内。

[方5]

石榴皮12克,蜂房1个,田螺1个,蝉蜕3克。

[用法]

将药物研细末,外用吹入耳内。

[方6]

皂角刺9克,蒲公英20克,金银花20克,桑寄生12克。

[用法]

将药物研细末,调拌蜂蜜冲服,每日3次,连服7日。

[方7]

龙胆草30克,孩儿茶20克,夏枯草20克,葎草30克。

[用法]

将药物煎服,每日数次。

[方8]

葎草30克,野葡萄藤20克,地龙12克,芭蕉汁6克。

[用法]

将药物捣烂取汁,滴入耳内。

[方9]

马齿苋20克,韭菜12克,麻油6克,冰片0.3克。

[用法]

将药物捣烂取汁,滴入耳内。

二、慢性脓耳草药方

[方1]

三颗针20克,白背叶30克,地龙20克,鸡矢藤30克。

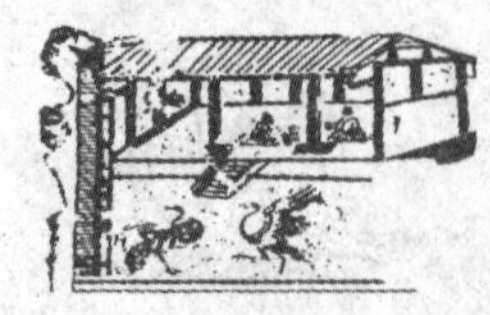

[用法]

将药物捣烂取汁,滴入耳内。

[方 2]

鲜菊花叶 20 克,鲜薄荷叶 20 克,鱼腥草 30 克,冰片0.3 克。

[用法]

将药物捣烂取汁,滴入耳内。

[方 3]

荔枝草 12 克,金银花叶 12 克,石菖蒲 12 克,白头翁 12 克。

[用法]

将药物捣烂,外用塞入耳内。

[方 4]

柚树叶 12 克,紫草 8 克,红花 3 克,冰片 0.3 克。

[用法]

将药物研细末,调拌麻油,滴入耳内。

[方 5]

鱼腥草 60 克,竹叶心 60 克,菊花 30 克,紫花地丁 30 克。

[用法]

将药物煎服,每日数次。

[方 6]

柿蒂 3 个,五倍子 6 克,海螵蛸 3 克,冰片 0.3 克。

[用法]

将药物研细末,外用吹入耳内。

[方 7]

金樱子根 30 克,野菊花 30 克,山芝麻 20 克,鸡血藤 20 克。

[用法]

将药物煎服,每日数次。

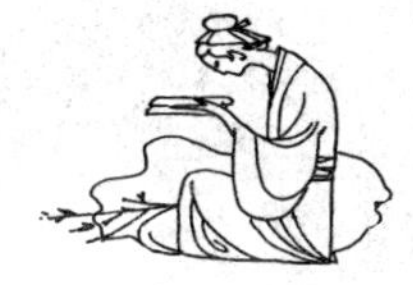

[方 8]

桑叶 12 克,龙胆草 20 克,鸡血藤 30 克,金银花 30 克。

[用法]

将药物煎服,每日数次。

[方 9]

蒲公英 12 克,五倍子 12 克,田螺 1 个,枯矾 6 克。

[用法]

将药物研细末,外用吹入耳内。

第十节　耳鸣、耳聋

耳鸣、耳聋多因肝火扰清窍、痰火阻滞、肾元亏损、脾胃虚弱等所致,临床上分为耳鸣、耳聋两类进行治疗。

耳鸣:多因大怒伤肝,肝胆之气随经上逆,或痰火上壅,气道不通所致,故两耳如蝉鸣。

耳聋:多因肾精亏损,不能上充于清窍,或脾胃虚弱,清气不能上升,耳部经脉空虚,或外伤损及耳部所致。

一、耳鸣草药方

[方 1]

水皂角 30 克,响铃草 30 克,地榆 20 克,红花 12 克。

[用法]

将药物煎服,每日 2 次。

[方 2]

路路通 30 克,猪肾 1 对,粳米 160 克,葱白 6 克。

[用法]

将药物蒸服,每日 1 次。

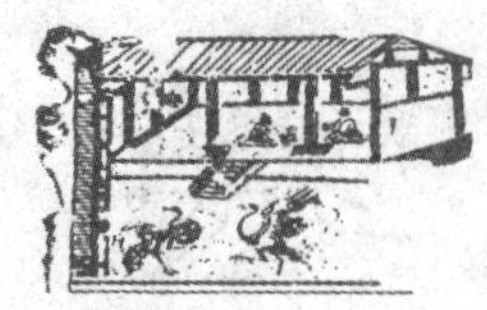

[方3]

葱汁3克,姜汁1克,金盆草20克,石菖蒲20克。

[用法]

将药物捣烂取汁,外用滴入耳内。

[方4]

火炭母30克,夏枯草20克,香附20克,石菖蒲10克。

[用法]

将药物煎服,每日数次。

二、耳聋草药方

[方1]

香附30克,萝卜子30克,五味子12克,金樱子20克。

[用法]

将药物研细末,调拌蜂蜜成丸,每日3次,连服7日。

[方2]

地龙20克,田螺1个,百合6克,核桃仁12克。

[用法]

将药物捣烂,外塞耳部。

[方3]

石菖蒲20克,花椒12克,巴豆8克,松香3克。

[用法]

将药物捣烂,外塞耳部。

[方4]

磁石6克,葛根12克,石菖蒲12克,夜交藤12克。

[用法]

将药物研细末,调拌蜂蜜成丸,外塞耳部。